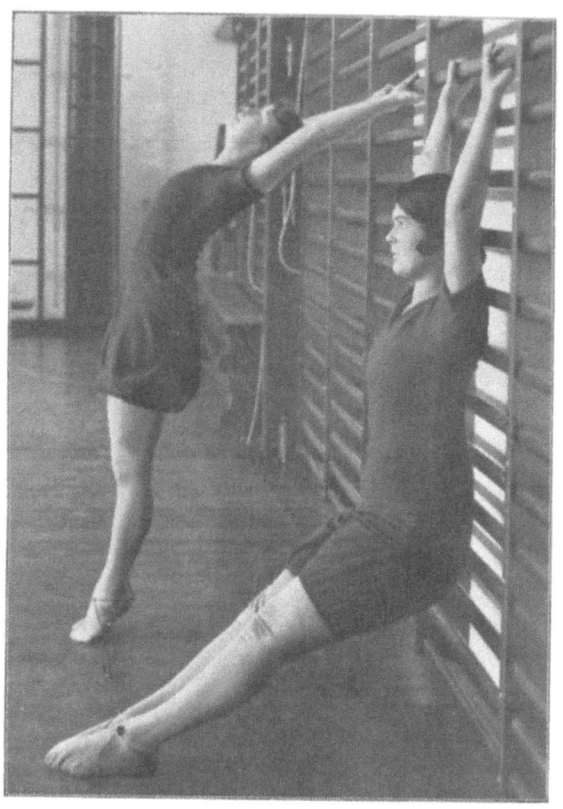

„Die Tiere werden durch ihre Organe belehrt, sagten die Alten; ich setze hinzu: die Menschen gleichfalls, sie haben jedoch den Vorzug, ihre Organe dagegen wieder zu belehren."

Goethe

(Fünf Tage vor seinem Tode in einem Briefe an W. v. Humboldt.)

Gymnastik

Ein Kanon der Körperschule und angewandten Muskellehre

Für Lehrer und Lehrerinnen, Turnwarte,
Sportärzte und Studenten der Leibesübung

Von

K. A. Knudsen
Gymnastikinspektor für Dänemark

Übersetzt von   Herausgegeben von

Ane Iversen   Karl Möller

Zweite verbesserte Auflage
Mit einem Titelbild und 57 Abbildungen im Text

Springer Fachmedien Wiesbaden GmbH 1927

ISBN 978-3-663-15362-7 ISBN 978-3-663-15933-9 (eBook)
DOI 10.1007/978-3-663-15933-9

Vorwort.

Der Herausgeber an den Verfasser.

Verehrter Freund!

Daß ich Ihr herrliches Buch nun zum zweiten Male hinausgeben darf, erfüllt mich mit aufrichtiger Freude. Nun führt es mit Ihrer Zustimmung den Haupttitel „Gymnastik". Diese Bezeichnung ist hier in ihrem engeren Sinne gemeint, der die Haltung und Formung des Körpers — unbeschadet der übrigen Ziele der Leibesübungen — als erste Aufgabe betrachtet.

Als Sie das letztemal bei uns zum Besuch weilten, kamen Sie zurück von den Schauplätzen antiker Gymnastik und bestellten bei uns in Deutschland Nachbildungen klassischer Kunstwerke für Ihre heimischen Übungsstätten. Das brachte mich auf den Gedanken, Ihr Büchlein mit einer griechischen Figur zu schmücken. Daher hat nun mein Freund Ewald Egg für den Umschlag den Speerträger des Polykleitos gezeichnet. Gerade diesen, weil ich den stillen Wunsch hege, Ihr Buch möge für uns werden, was jene Statue für die Schüler des Bildners war, eine Richtschnur ($\kappa\alpha\nu\acute{\omega}\nu$), ein einigendes Wahrzeichen der wissenschaftlichen und ästhetischen Einsicht. Und so bin ich schließlich dazu gekommen, in den Untertitel — für den ich allein die Verantwortung trage, denn Ihrer Bescheidenheit wäre dies wie Anmaßung erschienen — jenes griechische Wort aufzunehmen, weil es mir als die gerechteste Würdigung Ihres Buches erscheint. Denn dieses enthält nun einmal die Grundlehre aller „Körperschulung", die wir unternehmen können. Deren Quelle hat der altersweise Goethe in dem Worte ausgesprochen, daß wir unsere Organe zu belehren vermöchten. In dieser „Belehrung" sehe ich den Sinn aller Gymnastik, und deren Methode gibt der Dichter ebenfalls an, indem er fortfahrend sagt, das Erworbene werde zu einer Einheit mit dem An=

geborenen „durch Übung, Lehre, Nachdenken, Mißlingen, Fördernis und Widerstand und immer wieder Nachdenken". Eben dieses Nachdenken ist es, das Ihr Buch uns lehren will und, wie ich nebst einem Kreis meiner Freunde seit Jahren dankbar empfunden habe, in überzeugenden Darlegungen uns tatsächlich lehrt. In der Gefolgschaft Ihrer Grundsätze widmen wir uns und unsere Zöglinge einer Arbeit, die vor dem Richterstuhl des Altmeisters Kerschensteiner als pädagogisch wertvoll bestehen wird, weil sie uns befähigt, nach dem Vollkommenen zu streben.

Freilich gibt es bei uns heute Systeme einer expressionistischen Körperkultur, mit deren Lehren die Ihren es nicht aufnehmen können. Eine davon lautet, daß die Bewegungen unseres Körpers von dessen Schwerpunkt ausgehen sollen. Das hören sich die Leute hier an, ohne in ein fröhliches Lachen auszubrechen. Freilich widerspricht das allen täglichen, elementaren Erfahrungen und der Muskellehre. Aber derer spotten diese Herren, die in höheren Sphären schweben. — Vernehmen Sie noch die denkwürdigen Worte, in denen ein anderer Vertreter der Bodeschule in Berlin sich hören läßt: Der Pädagoge muß „so an sich arbeiten, daß er in sich die Schwingungen des Kosmos voll und ganz (!) auswirken lassen kann. Jedem Menschen ist es möglich, wieder das lebendige Antworten auf kosmische Einflüsse zu lernen, wieder die schöpferischen Kräfte des Alls zu spüren. Das ist der Zustand der Entspannung." Der Mann, denke ich mir, kommt, was die Kenntnis des Kosmos angeht, gleich nach dem lieben Gott und hat keinen Gymnastikinspektor über sich. Ungestraft dürfen diese Herren den „Geist" als den Verkrampfer der Menschen anklagen und ihren Fluch an das Denken heften. Auf sie paßt, was Theodor Wolff einmal so treffend formulierte: „Tief ergriffen von dem Dichterwort: Nur der Irrtum ist das Leben, und das Wissen ist der Tod!, fürchtet man jede Berührung mit dem Wissen und lebt, indem man irrt." So steht denn deren „Gymnastik" zu der unseren in dem selben Gegensatz, wie die kurpfuschende Haar- und Augendiagnose zur wissenschaftlichen Heilkunde. Unser Triumph aber wird es sein, wenn diese gymnastisierenden Romantiker eines Tages — ich sehe ihn schon dämmern! — anfangen werden, ihre Schüler „Anatomie" studieren zu lassen.

Wenn es ihnen dann nicht gelingen wird, eine völlig andere Lehre heraufzuführen, die im Muskel- und Nervengewebe umwälzende Erkenntnisse erschließt und den neuen Musculus momenti gravitatis Bodei entdeckt, dann werden sie das gleiche lehren müssen, was wir heute zu unserer Richtschnur machen, und „in Übung, Lehre, Nachdenken und immer wieder Nachdenken" werden sie dann neu entdecken, was schon, verehrter Freund, in diesem Ihrem Büchlein in so klassisch einfacher, klarer Sprache — ohne die Abirrung ins Kosmische! —, jedem gesunden Menschenverstande und jeder willigen Einsicht zugänglich, zu lesen ist. Hier gibt es für jene kein Entrinnen. Entweder, oder! Wie es Ihr bei uns berühmter Landsmann, der Philosoph Harald Höffding so schön gesagt hat: „Ich kann nicht auf den Füßen und auf dem Kopfe zugleich stehen!"

Ihre Gymnastik wendet sich, wie mich bedünkt, an einen weiten, großen Leserkreis. Möge ein solcher sich wirklich nun an Ihr Buch und den darin enthaltenen Kanon gymnastischen Denkens mit vorurteilsfreiem Verständnis wenden!

In Treue Ihnen dankend

Karl Möller.

Altona, am 15. November 1926,
dem Tage der 150. Wiederkehr der
Geburt Pehr Henrik Lings.

Inhalt.

	Seite		Seite
Vorwort	III	7. Gleichgewichtsübungen	64
Einleitung	VI	8. Seitenübungen	71
1. Grundstellung	1	9. Vorderseitenübungen	87
2. Beinübungen	15	10. Rückenübungen	112
3. Halsübungen	28	11. Gang und Lauf	125
4. Armübungen	33	12. Sprungübungen	149
5. Spannbeugungen	44	13. Atmungsübungen	163
6. Hebeübungen	55	Anhang: Muskelverzeichnis	166

Einleitung.

Es ist ein gewöhnliches Mißverständnis, anzunehmen, die Gymnastik werde besser und ansprechender, je mehr Übungen sie bringe, und daß es gelte, den Kindern stets neue Übungen oder wenigstens neue Zusammensetzungen zu bieten.

Im Gegenteil, es gilt hier, wie sonst so oft, die Kunst zu verstehen, sich zu beschränken und das Wesentliche unter dem außerordentlich großen Vorrat von Übungen herauszufinden. Der Turnlehrer muß deshalb imstande sein, den Wert der einzelnen Übungen beurteilen zu können. Das ist eine Hauptforderung, die an jeden tüchtigen Lehrer gestellt werden sollte.

Das, was den Wert einer Übung bestimmt, ist natürlich ihre Einwirkung auf den Körper, ihr Vermögen, seine Entwicklung zu fördern, seine Gesundheit, Schönheit und Kraft zu vermehren. Aber wie soll man Verständnis für den Einfluß einer Übung auf den Körper haben können, ohne den Körper selbst, seinen Bau und seine Funktionen zu kennen? Die zweite Hauptforderung, die an den Turnlehrer gestellt werden muß, ist deshalb die, daß er die Anatomie und Physiologie des Körpers, in dessen Wachstum und Entwicklung er so kräftig eingreift, auch gründlich kenne.

Wenn man den Turnstoff mit anatomischem und physiologischem Verständnis ansieht, wird man genötigt, manche Übungen in den Vordergrund zu stellen, denen man sonst weniger Bedeutung zuschreiben und die man nicht viel im Unterricht verwerten würde. Das gilt besonders von so einfachen Übungen, wie z. B. dem Stehen, dem Gehen, dem Armstrecken aufwärts oder seitwärts, dem Rumpfbeugen nach den verschiedenen Seiten. Dieses sind all jene ganz einfachen Bewegungen, die sich aus dem Bau der Gelenke und der Wirksamkeit der Muskeln als die natürlichsten und nächstliegenden ergeben, die sich deshalb zwar in jedem Turnsystem finden, die aber von nur wenigen Lehrern nach ihrem Werte ausreichend gewürdigt und angewendet werden.

Diese Grundformen der Übungen sind es, mit denen dieses Buch sich besonders beschäftigt. Die richtige Ausführung wird beschrieben und in ihren Einzelheiten besprochen, und es werden Gründe angegeben, weshalb die Übung gerade so sein soll, wie es verlangt wird, damit sie richtig genannt werden kann. Die Abweichungen von der richtigen Ausführung, die Fehler, werden hervorgehoben und es wird gezeigt, wie man sie am besten vermeiden oder berichtigen kann.

Danach ist auch die Einwirkung der Übungen auf den Körper behandelt, und im Zusammenhang damit wird ein Versuch gemacht, in den Hauptzügen zu zeigen, welche Muskeln bei den einzelnen Übungen besonders in Tätigkeit treten, was in mancher Weise dazu beiträgt, die Bedeutung und den Einfluß der Übungen richtig zu verstehen. Wer z. B. nicht die Muskeltätigkeit bei einer Kopfbeuge rückwärts kennt, begreift schwer, daß eine so kleine und unscheinbare Übung einen so großen Einfluß auf das Rückgrat und damit auf die Haltung des Körpers überhaupt haben kann, und wird sie bald nicht mehr anwenden. Dasselbe gilt von vielen andern Übungen, wie z. B. Armstrecken aufwärts, Rumpfbeugen vorwärts usw.

Wenn man sich eingehend in diese Grundformen von Übungen hineingearbeitet hat, zeigt es sich, daß man dadurch ein zuverlässiges Maß für die Bedeutung und Wertschätzung der turnerischen Übungen überhaupt erhalten hat. Man ist in den Stand gesetzt worden, aus der Unzahl der Übungen, von denen viele recht wertlos sind, mit Verständnis wählen und verwerfen zu können.

In Übereinstimmung mit dem Gewicht, das darauf gelegt wird, die Wirkung der Übungen auf den Körper, soweit es von unserm jetzigen Standpunkt aus möglich ist, zu verstehen, sind sie hier nach ihrer Wirkung geordnet und eingeteilt. Die Übungen, die im wesentlichen dieselben Körperteile in Arbeit setzen und also in der Hauptsache dieselbe Wirkung haben, sind in Gruppen für sich geordnet, und zwar als Beinübungen, Seitenübungen, Vorderseitenübungen, Rückenübungen usw.

Es ist in diesem Buche bei jeder Gelegenheit Gewicht darauf gelegt, den wesentlichsten Punkt der Übungen hervorzuheben und zu erklären, also zu zeigen, wie die gewöhnlichen Fehler in der Haltung am wirksamsten und kräftigsten berichtigt werden können. Bewegungen und Stellungen verderben die Haltung, und durch Bewegungen und Stellungen wird sie wiedergewonnen. Es gilt deshalb, die richtigen Übungen für den einzelnen Fall zu kennen und anwenden zu können. Es ist hierbei daran zu denken, daß das Streben nach körperlicher Gesundheit dem Streben nach körperlicher Schönheit nahesteht. Die Zeichen der Schönheit: ein frei getragenes Haupt, eine gewölbte Brust, ein gerader Rücken, sind ja auch die Merkmale der Gesundheit und der Kraft; sie stimmen mit dem überein, was die Gesundheitslehre von dem Körper fordert, damit die wichtigsten Lebenstätigkeiten, das Atmen, der Blutumlauf und die Verdauung sich am leichtesten und vollkommensten vollziehen können.

Der ideale Turnlehrer ist der, der nicht nur den erziehenden und charakterbildenden Einfluß eines wahren Lehrers auf seine Schüler ausübt, sondern auch etwas von dem Wissen des Arztes vom menschlichen Körper und etwas von dem Blick des bildenden Künstlers für die Schönheit des Körpers in sich vereinigt. Denn so wie der kranke Körper das Arbeitsgebiet des Arztes ist, so ist der gesunde Körper das Arbeitsgebiet des Gymnasten, und wie der Bildhauer den Marmor bildet, bilden Turnlehrer und Turnlehrerin das lebende Fleisch und Blut.

Zur Erreichung dieses schönen Ideals will dieses Buch beitragen.

I. Grundstellung.

Grundstellung. Die Fersen müssen geschlossen sein und auf gleicher Linie stehen. Die Füße sollen gleich weit nach außen gedreht sein und einen Winkel bilden, der die Größe eines rechten nicht erreicht (also etwa 70⁰ beträgt); die Kniee müssen ganz gestreckt werden. Der Rücken wird so gestreckt, daß der Körper zur vollen Größe aufgerichtet erscheint; die Brust muß gut gewölbt sein, und zwar so, daß ihre größte Wölbung weiter hervorragt als der Unterleib; die Schultern werden etwas zurückgezogen und in natürlicher Weise gesenkt; der Kopf wird gehoben getragen, das Gesicht jedoch lotrecht und das Kinn leicht eingezogen; dadurch wird der Nacken gehoben und der Hals gestreckt; die Arme sind leicht gestreckt, die Handgelenke so, daß die Hände eine Verlängerung der Unterarme bilden, die Finger werden geschlossen und zwanglos gestreckt. Die beiden Seiten des Körpers müssen ganz gleich stehen; das Körpergewicht wird etwas nach vorn auf die Fußballen geführt.

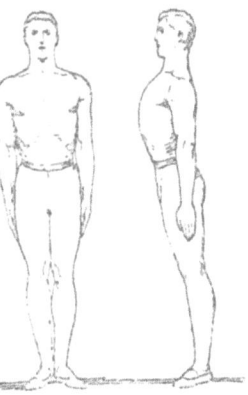

1. Richtige Grundstellung.

Es zeigen sich, besonders bei Anfängern, viele und wesentliche Fehler.

1. Die eine Ferse steht weiter rückwärts als die andere, der eine Fuß ist weiter auswärts gedreht als der andere. Dies verursacht dann, daß der ganze Körper schief steht. Dieser Fehler zeigt sich besonders, wenn die Schüler Richtung nehmen sollen und dann die Grundstellung einnehmen.

2. Die Kniee werden krumm gehalten.

3. Das Becken steht schief, weil das eine Bein weniger gestreckt und deshalb kürzer als das andere ist.

Die schlimmsten und häufigsten Fehler finden sich aber in der Stellung des Rückgrats:

4. Der gröbste und am meisten auffallende Fehler ist der, den ein Anfänger mit steifem, gekrümmtem Rücken macht, sobald er sich aufrichten will (Bild 2). Bei ihm ist der Neigungswinkel des Beckens zu klein und der Rücken nach unten hin flach, teils weil das Becken mit den schweren Sitzmuskeln nach vorn geführt ist, und teils weil die Höhlung des Kreuzes zu sehr ausgeglichen ist. Sein Rücken bildet beinahe einen ebenen Bogen, jedoch mit der stärksten Krümmung im Brustteil. Damit das Gesicht nun nicht nach unten gekehrt ist, also damit er vorwärts sehen kann, muß er den Hals etwas zurückbeugen und bekommt so ein langes vorstehendes Kinn. Wenn er seinen nach vorn gekrümmten Körper aufrichten will, wird es hauptsächlich dadurch geschehen, daß das Becken vorwärts geschoben wird, während die Stellung des Rückgrates wenig verändert wird. Die Hüftgelenke werden dann so viel wie möglich gestreckt; die Bauchmuskeln tragen den Oberkörper mehr als die Streckmuskeln des Rückens. Dieses bewirkt sowohl, daß

2. Fehlerbild.

die Stellung anstrengend wird, als auch, daß die Brust nach unten gezogen und abgeflacht und daß das Atmen schwer wird. Die Knie können krumm gehalten werden. — Von dieser verkehrten Haltung des Rückgrates findet man etwas bei allen, die in der Grundstellung den Unterleib vorschieben. Die Stellung verbessert sich, indem die Turnenden nach und nach lernen, das Becken so zu drehen, daß der Neigungswinkel größer wird; dadurch wird dieses (und folglich auch der Unterleib) zurückgeschoben und das Kreuz bekommt seine richtige, maßvolle Biegung. Die Hüftgelenke werden dadurch ein wenig gebeugt. Die Krümmung in dem Brustteil des Rückgrates wird sich nun so weit ausgleichen, als seine Steifheit es zuläßt, und die Brust wird sich heben, besonders wenn das Kinn angezogen und der Kopf zurückgeschoben wird.

5. Den Gegensatz hierzu bildet die Grundstellung, die oft von biegsamen, aber muskelschlaffen Schülern eingenommen wird (Bild 3). Am häufigsten findet man ihn bei Kindern und bei jungen Mädchen. Hier ist der Neigungswinkel des Beckens zu groß. Das

Becken ist infolgedessen zu weit rückwärts geschoben, das Kreuzbein steht zu schräg, die Lende, die in gleicher Richtung die Fortsetzung davon bildet, muß deshalb einen großen Bogen vorwärts machen. Die Brustwirbel, die anfangs in der Richtung der Kreuzwirbel gehen, müssen einen entsprechenden Bogen rückwärts machen, da der Oberkörper sonst wie bei einer Rumpfbeugung rückwärts stehen würde. Aus ähnlichem Grund muß der Hals einen Bogen vorwärts machen, damit das Gesicht so viel gehoben wird, daß es geradeaus gerichtet ist. Hier sind also alle Krümmungen des Rückens zu groß, indem das Kreuz, das in der vorigen Haltung zu wenig gebogen war, jetzt zu viel gebogen ist; die Hüftgelenke, die früher zu sehr gestreckt waren, sind jetzt zu viel gebeugt.

Diese Stellung wird gebessert, indem das Becken so gedreht wird (hauptsächlich von den vorderen Bauchmuskeln), daß der Neigungswinkel verkleinert wird. Dadurch können alle Krümmungen des Rückens zu ihrer normalen Größe ausgeglichen werden, und die Körperhöhe wird um 3—4 Zentimeter erhöht.

6. Die verkehrte Haltung des Kopfes in der Grundstellung ist teils schon bezeichnet. Der schlimmste Fehler ist der, daß er vorwärts geschoben wird; die untersten vorwärts geneigten Halswirbel ziehen dann die obersten Brustwirbel vorwärts; dadurch wird die Brustsäule gekrümmt, die Rippen stellen sich mehr schräg nach unten und die Brust wird also flach. Dieser Fehler wird dadurch verbessert, daß das Kinn eingezogen und der Kopf zurückgeschoben wird. Geschieht dies, dann wird sowohl der Rücken gestreckt, als auch die Brust gehoben werden. Dieses zeigt, wie wichtig die Haltung des Kopfes ist. Der Kopf sitzt am Ende der beweglichen Wirbelsäule wie eine schwere Kugel auf einer biegsamen Stange. Verändert er seine Stellung, dann muß die ganze Säule des Gleichgewichts wegen ihre Form verändern. Der Kopf hat also eine ähnliche Macht über die Stellung des Rückgrates von oben her, wie sie das Becken (das Kreuzbein) von unten her ausübt.

Ob der Kopf seine richtige Stellung innehat, kann man daran gut erkennen, daß der Kopfwender (Sternocleidomastoideus) sich schräg über

3. Fehlerbild.

den Hals hin legt. Ist der Kopf vorwärts geschoben, so geht dieser Muskel ungefähr lotrecht gegen die Brust hinab. Im ersten Fall ist er lang und gespannt, und es ist, als sähe man ihn die Brust heben; im zweiten Fall ist er dagegen kurz und schlaff und läßt die Brust sinken. Ein hängender Kopf hat immer eine flache Brust zur Folge, ein gehobener Kopf eine gewölbte Brust. — Das Gesicht kann trotz schlechter Kopfhaltung nach oben gekehrt sein; das geschieht leicht bei solchen, die oft daran erinnert werden, daß sie den Kopf heben sollen, ohne daß ihnen zugleich das Einziehen des Kinnes befohlen wird. So entsteht eine unschöne Stellung und der Ausdruck dummer Wichtigmacherei. („Die Nase in die Luft stecken", sagt man ja mit Recht von jungen Leuten, die sich stramm machen, um sich zu zeigen.) Die edle Haltung des Kopfes dagegen fordert, daß das Gesicht bei eingezogenem Kinn senkrecht steht.

7. Anfänger, die sich mit der Grundstellung Mühe geben, begehen oft den Fehler, daß sie die Schultern zugleich in die Höhe schieben, wenn sie sie zurückziehen. An diesem Fehler tragen unerfahrene Lehrer oft selbst die Schuld, indem sie öfter und eifriger rufen: „Schultern zurück!" anstatt „Kopf hoch!"

Wie aus dem Gesagten hervorgeht, ist es für die Stellung des Rückgrates viel wichtiger, daß der Kopf auf seinen richtigen Platz zurückgeführt wird, als daß es mit den Schultern geschieht. Das kommt daher, daß, wenn der Kopf zurückgezogen wird, die Schultern fast immer folgen werden, da sie in den Muskeln hängen, die schräg zu den Halswirbeln hinaufgehen, besonders zu den untersten von diesen (in dem mittleren Teil des Kappenmuskels). Wenn in dieser Weise der Aufhängepunkt der Schultern zurückgeführt wird, werden sie selbst geneigt sein, mitzufolgen. Dagegen läßt es sich sehr gut machen, daß man die Schultern zurückzieht, ohne daß der Kopf mitfolgt, ja man sieht sogar oft, daß gerade der Kopf weiter vorgeschoben wird, wenn die Schultern kräftig zurückgezogen werden. Wird nämlich ein Teil von dem Körpergewicht (hier Arm und Schultern) rückwärts geführt, dann fordert das Gleichgewicht, daß ein anderer Teil (hier die Brust) als Gegengewicht vorwärts geschoben wird; der Kopf aber läßt sich am leichtesten verschieben. Wenn die Schultern zurückgeschoben werden, ohne daß der Kopf mitfolgt, werden sie gleichzeitig gehoben. Der vorhängende Kopf gibt, wie gesagt, Anlaß dazu, daß die Brust sinkt. Die oberste Rippe (wie natürlicherweise alle die folgenden auch) steht dann sehr schräg nach unten, und das Schlüsselbein, das über dieser Rippe liegt und an ihr hinaufgleiten muß, wenn die Schulter zurückgeführt wird, wird also diese zwingen, sich zugleich zu heben. Außerdem wird der mittlere Teil des Kappenmuskels mehr schräg abwärts=rückwärts gegen die Schulter gehen, wenn der Kopf vorgeschoben ist. Der Muskel wird sie also schräg aufwärts heben, wenn er sich zusammenzieht. — Etwas davon wird dieser Muskel auch bewirken, selbst wenn Kopf und Rücken richtig gehalten werden; deshalb kann man gern oft rufen: „Senkt die Schultern!", wenn diese zurückgezogen werden. Man könnte wohl meinen, daß diese Haltung nicht im Einklang wäre mit der Schönheitsforderung, die man sonst an die Schultern stellt, nämlich, daß sie gerade gehalten werden sollen und nicht hängend; die Sache ist aber die, daß es überhaupt keine hängenden Schultern gibt, wenn sie zurückgezogen sind, weil der aufwärtsgehende Zug der Muskeln und die schräg gestellte erste Rippe sie hindern zu hängen. Sie können nur hängen, wenn sie vorwärts fallen und ihr Aufhängepunkt am Halse dadurch gesenkt wird, daß der Rücken gekrümmt und der Kopf vorgeschoben wird.

8. Einige halten in der Grundstellung die Ellenbogen gebeugt. Dieser Fehler findet sich hauptsächlich bei solchen, die die Arbeit sonst etwas steif gemacht hat, und folgt gewöhnlich dem andern Fehler, bei dem die Schultern zurückgezogen werden, ohne daß der Kopf mitkommt, weil die Schulterblätter dann eine schräge Stellung erhalten. Diese Stellung der Arme erhöht in hohem Grad den Eindruck der Steifheit beim Turner.

9. Die Handgelenke, die in der Grundstellung so gestreckt sein sollen, daß sie eine Verlängerung der Unterarme bilden, sind oft gebeugt; dann berühren nur die Fingerspitzen die Oberschenkel. Diesen Fehler verbessert man dadurch, daß man sagt, daß auch die Handwurzeln die Oberschenkel berühren sollen.

Die Grundstellung ist die gute Haltung, die Normalhaltung des Körpers. Außerdem ist sie die Ausgangsstellung für fast alle turnerischen Bewegungen.

Unter der Haltung eines Menschen, ohne Rücksicht darauf, ob diese gut oder schlecht ist, versteht man die Stellung, die sein Körper von selbst einnimmt, wenn er unbeschäftigt steht. Es ist mit anderen Worten seine Gewohnheitsstellung, in der er sich am freiesten und ungezwungensten fühlt, weil er sie sehr oft eingenommen hat. Wie ein jeder sehen kann, ist diese Stellung sehr verschieden bei den verschiedenen Menschen, da sie ein Endergebnis ist, nicht allein aus Veranlagung und Körperbau, sondern auch aus dem Gebrauch, den der Menſch von ſeinem Körper gemacht hat, und den Stellungen, in denen er ihn am häufigſten und längſten gehalten hat. In der Regel iſt es nicht gerade die ſchönſte und geſundeſte Haltung, die die Arbeit und die Gewohnheit den Menſchen beibringt. Die meiſten haben ſich eine ſchlechte Haltung verſchafft. Es iſt deshalb eine Aufgabe des Turnens, die gute Haltung zu bewahren und zu befeſtigen, da, wo ſie noch vorhanden iſt, und ſie zurückzugeben, wo ſie verloren gegangen iſt.

Wenn ein Menſch, der ſich an eine ſchlechte Haltung gewöhnt hat und ſeine Musteln und Sehnen darnach eingerichtet hat, ſeinen Körper zu einer guten Haltung emporrichten will, koſtet es ihm viele Arbeit; es müſſen viele Musteln in Wirkſamkeit geſetzt werden, um die verſchiedenen Körperteile auf ihren rechten Platz zu bringen. Dadurch werden die Gegenmusteln dieſer Musteln und viele Sehnenbänder gedehnt, ſo daß ſie die Körperteile aus ihrer richtigen Stellung zurück in die gewohnte ſchlechte zu ziehen ſuchen. Die gute Haltung wird deshalb nur ſo lange bewahrt bleiben, als die erſtgenannten Musteln in Arbeit gehalten werden. Dieſe Haltung oder — turneriſch ausgedrückt — die Grundſtellung, in die ein Menſch auf dieſe Weiſe ſeinen Körper bringt, dauert nur, ſo lange er daran denkt und ſolange er ſich durch bewußte Willenskraft in dieſe hineinzwingt. Sobald ſeine Gedanken abgelenkt werden, gleiten die zurückgeführten Schultern wieder vorwärts, der gehobene Kopf wird ſinken, der gerade Rücken wird in ſeine gewohnte krumme Stellung zurückfallen uſw. Es folgt deshalb von ſelbſt, daß die Grundſtellung, die man ſich auf dieſe Weiſe erzwingen muß, im Anfang ſteif und gezwungen ſein muß und alles andere als ſchön und natürlich. Aber je öfter ſie eingenommen wird, deſto ſtärker werden die Musteln, die durch ihre Zuſammenziehung den Körper in die rechte Stellung bringen müſſen, deſto mehr werden ſie ſich an dieſe Arbeit gewöhnen, und deſto mehr werden die Musteln und Bänder, die ſich dieſer Stellung entgegenſetzen, verlängert und deſto mehr wird ſich ihr Widerſtand vermindern. Die Grundſtellung wird dann in demſelben Grade weniger ſtraff und gezwungen werden; man braucht ſich weniger anzuſtrengen, um ſie einzunehmen, und braucht weniger daran zu denken, ſie zu bewahren. Aus einer bewußten Stellung geht ſie nach und nach dazu über, eine unbemußte zu werden. Wenn dann der Körper durch Arbeit, oder aus irgendeinem andern Grund, eine Zeitlang aus der gewonnenen guten Haltung herausgebracht worden ist, kehrt er von selbst in diese zurück, weil er sich nun in ihr am wohlsten und am freiesten befindet. Die schlechte Haltung, die durch Angewöhnung dem Körper natürlich geworden ist, obwohl sie gegen seine angeborene Veranlagung verstößt, ist nun verdrängt worden, und der Körper hat sich eine Haltung erzwungen, die mit seiner wahren Natur in Übereinstimmung ist, und hat diese zu seiner Gewohnheitsstellung gemacht. Das kann aber lange Zeit, ja jahrelange Arbeit in Anspruch nehmen, um so längere, je tiefer die schlechte Haltung eingewurzelt ist und je älter der Übende ist. — Will sich ein Mensch von einer angewöhnten schlechten Haltung frei machen, so würde es damit sehr langsam gehen, wollte er nur die Grundstellung als Mittel dazu gebrauchen. Wie ein krummer Stecken dadurch am leichtesten gerade gemacht wird, daß er über seine gerade Stellung hinaus in die entgegengesetzte krumme gebogen wird, so geht es auch schneller, den Körper von der schlechten in die gute Haltung zu bringen, wenn er über die gute Haltung hinaus in Stellungen gebracht wird, die der schlechten Haltung entgegengesetzt sind. Es gibt Übungen genug, die das tun können. Soll der runde Rücken gerade gemacht werden, so schlägt es besser an, wenn man ihn so kräftig über seine gerade Richtung hinaus nach rückwärts beugt, wie dies beim Rumpfbeugen rückwärts, dem Spannbeugen, dem Aufbeugen aus dem Liegen vorlings oder ähnlichen Übungen geschieht. Soll der vorwärtshängende Kopf an seinen rechten Platz gebracht werden, muß man ihn gleichfalls über seine Normalhaltung hinausführen, z. B. durch eine Kopfbeugung rückwärts, am besten unter solchen Verhältnissen ausgeführt, daß eine große Arbeit von den Nackenmuskeln gefordert wird. Sollen vorwärts geschobene, hängende Schultern zurecht gebracht werden, so kommt es darauf an, sie so weit zurückzuziehen, wie sie kommen können, und den Muskeln, die das vollbringen, die möglich größte Arbeit zu geben. Das geschieht durch Übungen wie Armbeugen, Armstrecken aufwärts und seitwärts, Armschlagen-, Seitführen der Arme aus der Vorhebhalte mit Widerstand, Spannbeugungen, gewisse Rumpfhebeübungen u. dgl. In dieser Weise kann man den ganzen Körper durchgehen, und für jeden seiner Teile Übungen finden, welche ihm kräftiger als die Grundstellung in seine richtige Haltung zurückhelfen können. Ja, die allermeisten Übungen sind so gebildet und müssen so ausgeführt werden, daß jede in ihrer Weise einen Beitrag dazu liefert, die richtige Grundstellung herauszubringen und zu befestigen. Hiermit stimmt es überein, daß die Grundstellung die Grundlage für die Beurteilung der Übungen und für die Berichtigung der Fehler bildet. Alles, was in den Übungen gegen die Grundstellung geht, deren Absicht, etwas gut zu machen, verringert oder ihr geradezu schadet, nennt man Fehler; wenn Teile des Körpers, welche bei einer Übung nicht direkt in Arbeit gesetzt sind, die Grundstellung verlieren, wird das auch als Fehler angesehen. Und Fehler werden dadurch verbessert, daß man die turnerischen Stellungen und Bewegungen mit der Grundstellung in Übereinstimmung bringt. Die Grundstellung ist also sowohl die Übung, mit der man beginnt, der Ausgangspunkt für alle anderen Übungen, als auch die Übung, nach deren Vollkommenheit alle anderen Übungen hinstreben.

Es ist für den Turnunterricht von der größten Bedeutung, daß die Schüler erkennen, was für eine wichtige Übung die Grundstellung ist. Es ist die Kunst des Lehrers, ihnen von vornherein Respekt davor einzuflößen. Je mehr er sie dazu bringen kann, sich Mühe damit zu geben, je mehr Energie sie dabei zeigen, desto schneller wird ihre Haltung verbessert werden, desto mehr Kraft und Bestimmtheit wird in die anderen Übungen hineingebracht werden, und um so schöner und wirkungsvoller wird das ganze Turnen werden. Haben die Schüler es gelernt, sich bei der Grundstellung zusammenzunehmen, diese richtig einzunehmen, dann ist damit, sozusagen, der gute Ton für das Turnen schon angeschlagen und es ist selbstverständlich, daß die Schüler sich dann auch bei den anderen Übungen zusammennehmen und auch in diese Kraft hineinlegen.

Die erste Bedingung dafür, daß die Schüler Respekt vor der Grundstellung bekommen, ist die, daß der Lehrer sich Mühe gibt, diese Stellung energisch und bestimmt zu befehlen. Das ist in keiner Weise leicht; denn es gibt wohl wenige Befehlsworte — vielleicht keines —, die so oft vorkommen als der Ruf „Stillgestanden!" („Steht fest!") Der Lehrer muß sich deshalb selbst im hohen Grad in Zucht haben, damit die Gewohnheit ihn nicht gleichgültig macht, und dem Befehlswort das Anregende nimmt. Er muß erreichen, daß sein „Stillgestanden!" eine unmittelbare Macht über die Schüler gewinnt, so daß alle Unruhe und alles Sprechen wie mit einem Schlage aufhört.

Die zweite Bedingung dafür, daß die Schüler vor der Grundstellung Respekt bekommen, ist die, daß der Lehrer nicht nur verlangt, daß sie bestimmt eingenommen wird, sondern auch, daß sie genau bewahrt bleibt, bis befohlen wird: „Ruht aus!" Es ist ein ebenso schlimmer als gewöhnlicher Fehler, daß die Schüler nach und nach die Grundstellung verlieren und von selbst beinahe die Ruhestellung einnehmen; besonders tun sie es oft, wenn sie mit einer Übung fertig sind. Der Lehrer muß hier auf dem Posten sein und von vornherein den Schülern beibringen, daß sie zu einer bestimmten und genauen Grundstellung zurückkehren müssen; sie dürfen nicht die Meinung bekommen, daß sie mit dieser fertig seien, weil sie mit der Übung fertig sind. Damit dies aber dem Lehrer gelingt, ist es seine unumgängliche Pflicht, daran zu denken, daß es anstrengend ist, in der Grundstellung zu stehen, und daß es, besonders bei Anfängern, Aufmerksamkeit erfordert; er darf deshalb nicht verlangen, daß die Schüler längere Zeit darin verharren. Er muß häufig Grund- und Ruhestellung abwechseln lassen und bei Anfängern nur einige Übungen nach jeder Ruhestellung vornehmen. Dabei geht nach und nach die Vorstellung von dem Unterschied zwischen der Grund- und Ruhestellung ins Bewußtsein der Schüler über; und je schärfer der Lehrer die Grenze zwischen den beiden Stellungen zu ziehen weiß, desto mehr ist für ein gutes Turnen gewonnen.

Was auch dazu beitragen kann, daß die Schüler die Grundstellung verlieren, sind die sogenannten „toten Punkte" im Unterricht. Das sind Augenblicke zwischen den Übungen oder während dieser, in denen nichts geschieht, entweder weil der Lehrer die Befehle nicht schnell genug einander folgen läßt und die Verbesserungen und Ermunterungen zu langsam bringt, oder weil er sich bedenkt und darüber in Zweifel ist, was er jetzt sagen oder tun will. Die Schüler bemerken diese Unsicherheit und Unentschlossenheit sofort, und die daraus folgende Untätigkeit ist ein sicheres Mittel, nicht allein die Grundstellung schlaff zu machen, sondern auch die Disziplin zu zerstören, weil die Aufmerksamkeit nicht gefangen gehalten wird. Es kann jedem Lehrer passieren, daß er einmal nachdenken und überlegen muß, und es ist dies kein Fehler, er muß aber dann schnell Ruhestellung befehlen. — Es ist auch ein grober Mißbrauch der Grundstellung, wenn der Lehrer Erklärungen gibt oder Bemerkungen macht, während die Schüler in ihr verharren müssen. Das ist ebenfalls ein sicherer Weg, die Achtung vor der Grundstellung zu verderben.

Der Lehrer muß dagegen recht oft die Schüler einen Augenblick in der Grundstellung verharren lassen, nachdem eine Übung zu Ende ist, ohne daß etwas gesagt oder getan wird. Das ist das beste Mittel, den Schülern beizubringen, daß sie nach einer Übung zu vollständig korrekter Grundstellung und zu völliger Ruhe zurückkehren sollen. Die Schüler werden diesen Augenblick nicht mit den vorher genannten „toten" Punkten verwechseln; sie werden fühlen, daß die Aufmerksamkeit des Lehrers auf ihnen ruht, und daß die Stille und die scheinbare Unwirksamkeit eine bestimmte Absicht hat. Ein solcher Augenblick der Ruhe nach einer Übung gehört zu den Punkten im Turnen, die am meisten Eindruck auf die Zuschauer machen können, und es ist keines der unechten Mittel, mit denen man sonst wohl ihre Gunst zu gewinnen sucht; denn, was er zeigt, ist die Sicherheit und Selbstbeherrschung der Schüler. Diese Stille ist mit der verwandt, die über einer Abteilung Turner liegen muß, wenn die Ankündigung des Befehls gesagt ist, und der Befehl folgen soll; alle stehen gespannt, aber keiner rührt sich, bis alle mit einem Male beginnen. Auch dieser Augenblick der Ruhe gehört zu den Punkten, die am meisten Eindruck auf die Zuschauer machen, weil er ebenfalls die rechte Selbstbeherrschung und Aufmerksamkeit zeigt.

— Damit die Grundstellung richtig verstanden und gelehrt wird, ist es ratsam, sie langsam einzuüben. Sie ist ja, wie die Beschreibung gezeigt hat, eine sehr zusammengesetzte Übung; es sind sozusagen alle Teile des Körpers, die ihre Stellung verändern müssen: Kopf, Schultern,

Arme, Hände, Brustkasten, Rückgrat, Beine und Füße. Wie bei vielen andern zusammengesetzten Übungen geschieht die Einübung leichter, wenn die Übung einige Male langsam ausgeführt wird. Die Schüler werden dann am besten alle Einzelheiten behalten, und, was vielleicht noch mehr bedeutet, sie lernen schneller, die Grundstellung frei und ungezwungen einzunehmen. Die steifen Grundstellungen mit beschämenden und schädlichen Fehlern, die man so häufig sieht, folgen oft daraus, daß man zu früh zu viel Gewicht darauf gelegt hat, daß das Strecken zur Grundstellung gleichzeitig und sehr schnell geschieht. Selbst bei fortgeschrittenen Schülern kann es günstig sein, ab und zu noch das Einnehmen der Grundstellung langsam zu verlangen.

Die Grundstellung ist ohne Vergleich die wichtigste Stellung des Turnens; sie ist der klarste Ausdruck des kräftigen, harmonischen wohlentwickelten Körpers. Und es ist immer, wenn man einen Menschen mit einer guten Haltung sieht, als ob man bei diesem nicht nur gute körperliche Eigenschaften, sondern auch gute seelische finden müßte: Keckheit, Mut, Tatkraft, Charakterfestigkeit, Willensstärke und Adel der Gesinnung. Es ist, als ob er uns den freien Mann zeige, im Gegensatz zu dem unfreien, geknechteten Sklaven.

Die wichtigsten Muskeln, die in Wirksamkeit treten, wenn der Körper in Grundstellung stehen soll, sind, indem wir vom Fuß aus als dem festen Punkt anfangen, folgende: die Wadenmuskeln hindern den Körper im Fußgelenk nach vorn zu fallen; der vierköpfige Schenkelstrecker hält die Kniee gestreckt; recht oft sind diese aber doch so gestreckt, daß der Schwerpunkt des Körpers vor den Mittelpunkt der Kniegelenke fällt; es sind in diesem Fall die Gelenkbänder an der Rückseite der Kniee in Verbindung mit dem halbsehnigen, dem halbhäutigen und dem zweiköpfigen Schenkelmuskel, die die Kniee daran hindern, sich nach hinten zu überstrecken. Die Hüftgelenke sind ein wenig gebeugt; wären sie gestreckt, würde der Unterleib (das Becken) zu weit vorgeschoben sein. Die Muskeln, die den Körper daran hindern, in den Hüftgelenken vorwärts zu fallen, sind nicht so sehr der große Gesäßmuskel, wie der halbsehnige, der halbhäutige und der zweiköpfige Schenkelmuskel, was bewirkt, daß sie dazu beitragen, die Überstreckung der Kniee zu verhindern, da sie auch über die Kniegelenke gehen. Sie eignen sich gut zu der verhältnismäßig großen und oft lange anhaltenden Arbeit, den Körper in den Hüftgelenken aufrecht zu erhalten, weil sie so reich sind an Sehnengewebe, und halbwegs als Sehnenbänder betrachtet werden können (gleich denen, die sich z. B. öfters beim Pferd finden). Der Rücken wird von den Rückenstreckern gerade gehalten; der Körper neigt sich nämlich so viel vorwärts, daß diese in Wirksamkeit treten müssen, um den Rumpf daran zu hindern, sich nach vorn zu beugen. Ihre Arbeit muß jedoch durch ihre Gegenmuskeln an den Stellen begrenzt werden, wo das Rückgrat Krümmungen nach vorn macht, also in der Lende und am Hals. Damit die Lende sich nicht zu stark schweift, müssen die Bauchmuskeln, besonders der gerade Bauchmuskel, den richtigen Abstand zwischen dem vordersten Teil des Beckengürtels und dem Brustkasten halten. Ihr Zug nach unten im Brustkasten gibt dem Teil der Rückenstrecker, welcher der Krümmung der Brustwirbel entgegenarbeitet und dabei die Brust hebt, noch mehr Arbeit. Der Nackenteil der Rückenstrecker und die übrigen Nackenmuskeln würden die Halswirbelsäule nach vorn krümmen und den Kopf rückwärts hinüberkippen, so daß das Kinn vorstehen und das Gesicht schräg nach oben gekehrt sein würde („die Nase in die Luft stecken"), wenn nicht die Halskrümmung ausgeglichen würde von dem langen Halsmuskel und das Kinn nicht nach unten gehalten würde von dem langen und dem kurzen vordersten Kopf-Halsmuskel. — Die Schultern werden zurückgehalten von dem mittleren Teil des Kappenmuskels und dem Rautenmuskel, die beide sie gleichzeitig heben wollen, und von dem untersten Teil des Kappenmuskels, welcher sie gleichzeitig nach unten zieht, und dadurch der Hebung entgegenwirkt. Sowohl der mittlere als auch der unterste Teil des Kappenmuskels wollen das Schulterblatt drehen; das hindern der rautenförmige Muskel und vielleicht der kleine Brustmuskel, der auch das Schulterblatt unten halten kann, wenn es aufwärts gezogen wird. — Dadurch, daß die Schultern zurückgezogen werden, wird der oberste wagerechte Teil des großen Brustmuskels gedehnt, auch der kleine Brustmuskel etwas; dieses ist von Bedeutung, da diese Muskeln bei den meisten verkürzt sind, und dadurch im wesentlichen dazu beitragen, daß die Schultern vorgeschoben sitzen. Wie der Rücken die Neigung hat, sich zu runden, wenn die Schultern vorwärts fallen, so hat er die Neigung, sich gerade zu richten, wenn sie zurückgezogen werden.

Stellung mit Hüfthalte. Hüftstütz wird dadurch eingenommen, daß man die Hände nahe an den Seiten entlang aufwärtsführt, nicht mit Schwung seitwärts. An den Hüften werden sie gedreht (durch Pronation) und fassen fest um die Hüften, so daß die vier Finger nach vorn und der Daumen nach hinten gerichtet sind. Die ganze Handfläche muß gegen die Hüfte gedrückt sein; die Hand muß deshalb rückwärts gebeugt werden. Recht oft wird nur der Rand der Hand (der Daumengriff) gegen die Hüfte gesetzt; das macht die Fassung lose; die Hand steht dann in der Verlängerung des Unterarms oder sie ist sogar etwas nach vorn gebeugt, so daß das Handgelenk vorsteht. Die Hände sollen in die Mittellinie der Seiten gesetzt werden; oft werden sie so weit rückwärts gesetzt, daß die Daumen sich beinahe berühren; dadurch werden die Ellenbogen in unschöner Weise nach hinten hinausstehen und die Schulterblätter werden gehoben und stellen sich schräg, während sie senkrecht stehen sollen. Diese Stellung der Arme und Hände findet man oft bei solchen, die einen hohlen Rücken haben, und sie hebt diesen Fehler noch mehr hervor. Seltener ist der Fehler, daß die Hände zu weit vorwärts gesetzt werden; dieses bewirkt, daß die Schultern vorwärts fallen. — Die Ellenbogen müssen so weit zurückgeführt werden, daß die Oberarme ungefähr in der Verlängerung der Schlüsselbeine stehen, die vom Brustbein schräg rückwärts bis zum Schulterblatte verlaufen. Die Ellenbogen werden in der Regel auf ihren richtigen Platz kommen, wenn nur die Schultern zurückgezogen werden. — Sollen die Hände vom Hüftstütz zur Grundhalte zurückkehren, so werden sie (durch halbe Supination) zuerst so gedreht, daß der Daumen, indem er vorwärts über die Hüftkante gleitet, mit den übrigen Fingern zusammenkommen kann; darauf werden die Hände gerade nach unten gestoßen, nicht nach den Seiten hinaus. Wenn man nicht die Hände dreht, bevor man sie abwärts führt, ist die Folge leicht die, daß die Handflächen in der Grundstellung rückwärts gekehrt sind. — Die Hüfthalte dient dazu, die Hände aus dem Wege zu schaffen bei solchen Übungen, bei denen es unschön und ungünstig sein würde, sie an den Beinen entlang hinunterhängen zu lassen. Sie gibt auch oft dem Körper die nötige Stütze und Festigkeit, indem die Arme wie zwei Stützen gebraucht sind, von den Schultern hinab bis zu den Hüften. Sie ist eine sehr gebräuchliche und verwendbare Ausgangsstellung für viele leichtere Übungen.

Stellung mit Nackenhalte. Diese wird dadurch eingenommen, daß die Hände auf dem kürzesten Wege, nahe an den Körperseiten entlang — nicht mit Schwung nach außen — aufwärts bis zum Nacken geführt werden. Hier

14 Nackenhalte

werden die Fingerspitzen, und zwar nur die äußersten Fingerglieder, ineinander geflochten oder bei geschlossenen Fingern gegeneinander gesetzt. Die Handgelenke müssen gestreckt gehalten werden, so daß die Hände die Verlängerung der Unterarme bilden. Es ist hierbei ein sehr gewöhnlicher Fehler, daß das Handgelenk rückwärts gebogen wird, und daß die Finger gekrümmt werden, um Platz für den Kopf zu schaffen, da die Hände sonst gern diesen vorwärts drücken wollen. Die Ellenbogen und der Kopf müssen so weit wie möglich zurückgehalten werden (Bild 4). — Wenn die Hände zur Grundstellung zurück sollen, werden sie schnell am Körper entlang hinuntergeführt, ohne Schwung nach den Seiten hinaus. — Es geschieht häufig, daß der Kopf vorwärts geschoben wird, wenn es heißt: die Ellenbogen zurück! und umgekehrt, daß die Ellenbogen vorwärts gleiten, wenn es heißt: Kopf hoch! Die richtige Haltung der Ellenbogen und des Kopfes fordert mehr Beweglichkeit in der Schulterpartie als die meisten Zöglinge sie anfangs haben. Die Nackenhalte darf deshalb nicht zu früh gebraucht werden; sonst

4. Richtige Nackenhalte. 5. Fehlerbild.

wird sie eine schlechte Haltung des Kopfes und des obersten Teils des Körpers verursachen. Haben die Schüler aber die nötige Beweglichkeit in der Schulterpartie erlangt, so gibt sie eine besonders gute Ausgangsstellung für viele Übungen ab; sie vergrößert die Anstrengung bedeutend im Vergleich zur Hüfthalte. — Damit die Schüler die Ellenbogen und den Kopf in die richtige Stellung bringen, kann man in der Stellung mit Nackenhalte eine Kopfbeugung rückwärts befehlen, indem man gleichzeitig daran erinnert, daß die Ellenbogen stark rückwärts geführt werden müssen. — Anfänger können statt des Nackens auch den Scheitel fassen; dann sind die Handflächen nach unten gekehrt, wodurch sowohl die Haltung des Kopfes als die der Ellenbogen leichter wird.

II. Beinübungen.

Fußschließen. Hierbei kann der Befehl gegeben werden: Füße — schließt! Füße — auf! oder: Füße schließt und Füße — auf! — wenn man den Fußwinkel berichtigen will. Will man die Übung als Taktübung benutzen, kann befohlen werden: Fußschließen und -öffnen — übt! halt! oder: Nach Zählen bis 6 (7—8—9—10 usw.) — übt! Endigt das Zählen bei einer geraden Zahl, dann haben die Schüler die Füße in Grundstellung; endigt es bei einer ungeraden Zahl, so haben sie die Füße geschlossen. Um einen bestimmten Takt zu erzielen, zählt der Lehrer erst laut, darnach kann er die Schüler laut zählen lassen; zuletzt zählen die Schüler den Takt und die Anzahl der Bewegungen leise für sich.

Während der Fußschließung müssen die Fußballen gehoben werden, so daß sie nicht auf dem Boden schleifen. Man will gern eine kleine Bewegung mit dem Oberkörper vorwärts und mit dem Unterkörper rückwärts machen, jedesmal, wenn die Füße geschlossen oder aufwärts geführt werden, weil die Fußballen gehoben werden sollen; das darf nicht geschehen.

Fersenheben am Ort. Die Fersen müssen geschlossen so hoch wie möglich vom Boden gehoben werden. Dadurch wird es schwerer, das Gleichgewicht zu halten; da man lieber vorwärts als rückwärts fallen will, sieht man oft bei Anfängern, daß sie den Körper nach vorn neigen, so daß die Haltung verloren geht und der Rücken gerundet wird. Im Gegensatz zu diesem schlimmsten Fehler der Übung muß der Körper besonders kräftig gestreckt werden, so daß die Brust etwas weiter vor und der Kopf ein wenig weiter zurück kommt als in der Grundstellung. Diese Streckung in der Übung hervorzubringen ist nicht schwierig, da man es vom täglichen Leben aus gewohnt ist: will man etwas erfassen, was hoch steht, dann hebt man sich nicht nur auf die Zehenspitzen, sondern man streckt auch den Rücken, so weit es geht. — Damit die Schüler diese Überstreckung des Körpers gut herausbekommen, was das wertvollste bei der Übung ist, läßt man

6. Fersenheben.

sie mit dem Gesicht gegen eine Wand stehen, die Arme gestreckt vorwärts heben und die Fingerspitzen gegen die Wand stützen. Wenn sie dann während der Fersenhebung fortwährend die Arme und die Finger völlig gestreckt halten, sind sie gezwungen, den Rücken kräftig zu strecken, was sie um so besser tun können, als sie nun nicht auf das Gleichgewicht zu achten brauchen. — Die Fersenhebung ist also nicht nur eine Übung für die Wadenmuskeln, die die Fersen heben, sondern auch für die wichtigsten Streckmuskeln des Körpers, also für die, von denen die gute Haltung abhängig ist. Will die Haltung während der Grundstellung schlaff werden, so kann es von viel größerer Wirkung sein, ab und zu ein Fersenheben zu befehlen, anstatt nur die Ermahnung zu besserer Haltung ergehen zu lassen.

Von anderen Fehlern bei der Fersenhebung können die genannt werden, daß die Fersen zu weit auseinander sind und nicht genug gehoben werden, und daß die Kniee ein wenig gekrümmt sind. Um die Fersen zusammenzuhalten, muß man sie durch Drehen auf den Fußballen nach innen führen. Werden die Fersen wieder gesenkt, so drücken sie einander auf ihren rechten Platz zurück. Es ist nicht richtig, die Fersen dadurch gut zu schließen, daß man während der Fersenhebung die Fußballen einander näher führt.

Kniebeugen mit Fersenheben. Nachdem das Fersenheben erfolgt ist, und der Körper dabei kräftig gestreckt worden ist, werden die Kniee zu einem rechten Winkel gebeugt. Die Kniee müssen dabei gut nach außen geführt werden, der Körper muß seine Streckung beibehalten und die Fersen müssen gut gehoben bleiben.

Wie man es vom täglichen Leben gewohnt ist, den ganzen Körper zu strecken, wenn man sich auf die Zehenspitzen hebt, ist man es umgekehrt gewohnt, den Körper zu beugen und vorwärts zu neigen, wenn man die Kniee beugt. Bei der turnerischen Kniebeuge dagegen muß der Körper die kräftige Streckung, die er bei der Fersenhebung erhielt, beibehalten und muß senkrecht gehalten werden. Das ist dabei das schwierigste und deshalb das, worauf beim Unterricht besonders Gewicht gelegt werden muß.

Daß der Körper seine Streckung verliert, hat darin seinen Grund, daß das Becken bei der Beugung in den Hüftgelenken geneigt ist, sich zu drehen, so daß sein Neigungswinkel (Inklination) vermindert wird; in demselben Grade aber, wie diese vermindert wird, wird die Lende zurückgeschoben, und der Rücken krümmt sich nach vorn. Je mehr die Kniee zusammengehalten werden, desto größere Neigung hat das Becken, sich zu drehen und der Körper, sich zu beugen. Um dieses gestreckt zu erhalten, muß man vor allem die Kniee gut nach außen führen; das kann aber nicht geschehen, wenn die Füße nicht gehörig nach außen gedreht sind; denn das Fußgelenk ist ein Scharniergelenk und das Knie geht deshalb in die Richtung, in die der Fuß zeigt. Zwingt man die Kniee nach außen, während die Füße ganz oder zum Teil geschlossen sind, so gleitet der Fuß auf den äußeren Rand. Das erste, worauf der Lehrer zu achten hat, wenn er von den Schülern eine Kniebeugung ausführen lassen will, ist deshalb, daß der Fußwinkel richtig ist.

Man will bei der Kniebeuge den Körper vorwärts führen, nicht nur, weil man es vom täglichen Leben gewohnt ist, sondern auch, weil es für die Streckmuskeln des Knies leichter ist; denn je mehr der Schwerpunkt des Körpers vorwärts geführt wird (über die Oberschenkel), desto kürzer wird der Gewichtsarm, den er abwärts zu drücken hat (der wagrechte Abstand von der Schwerpunktlinie vom Schwerpunkt des Körpers bis zur Mitte des Kniegelenkes). Ferner hält man, wenn das Gleichgewicht unsicher ist, wie hier, unwillkürlich den Körper vorwärts, weil man lieber vor- als rückwärts fallen will.

Nicht nur des Rückens, sondern auch der Kniee wegen ist es von Wichtigkeit, diese nach außen zu halten; dadurch übt die Übung nämlich eine berichtigende Wirkung auf X-Beine aus. Die Anzieher (Adduktoren) des Oberschenkels, die oft zu kurz sind, besonders bei den X-beinigen, werden dabei gut gedehnt.

Haben die Anfänger den Fehler abgelegt, den Körper vorwärts zu neigen oder zu beugen, verfallen viele, besonders die eifrigeren unter ihnen, in den entgegengesetzten Fehler: den Körper zu weit rückwärts zu führen, wenn sie sich bemühen, ihn zu strecken. Ihr Kopf fällt dann vorwärts, der Brustteil des Rückens wird gerundet und das Becken (der Unterleib) wird zu weit vorwärts geschoben. Die Stellung wird dadurch berichtigt, daß der Kopf und das Becken rückwärts geführt werden.

Um mit Anfängern eine kleine Kniebeugung einzuüben, gibt man ihnen eine Stütze für die Hände, damit das Gleichgewicht ihnen keine Mühe macht, und sie nur an die Form der Übung selbst zu denken brauchen. Man kann sie entweder mit der einen Seite einer Sprossenwand zugekehrt aufstellen mit einem Schritt Abstand, die eine Hand muß dann in Hüfthöhe fassen mit leicht gebeugtem Arm (der Querbalken, in Hüfthöhe gestellt, kann auch benutzt werden); oder man kann sie mit dem Gesicht gegen eine Wand (oder Sprossenwand) aufstellen, sie müssen dann die Fingerspitzen in Schulterhöhe gegen diese stützen; Arm, Hand und Finger müssen völlig gestreckt sein, die Handfläche ist nach unten gekehrt. Bei der Fersenhebung werden die Arme mitgehoben, sie müssen vollständig gestreckt sein bis zu den Fingerspitzen; bei der Kniebeuge folgen die Hände mit nach unten, so daß die Arme die ganze Zeit wagrecht gehalten werden. Dabei behalten die Schultern den gleichen Abstand von der Wand und der Körper bleibt also lotrecht.

Die Kniebeuge muß anfänglich langsam geübt werden, später schnell. Im letzten Fall müssen die Knie so schnell gestreckt werden, daß man beinahe dabei aufhüpft. Das muß ausdrücklich angeführt werden, weil es merkwürdig erscheint, daß es ein gewöhnlicher Fehler ist, besonders bei der schnellen Kniebeuge, daß die Streckung der Knie aufhört, gerade bevor diese ganz ausgestreckt sind, und erst beendet wird, wenn die Fersen gesenkt werden. Der Befehl zur Kniestreckung muß besonders betont werden. Die Übung ist, besonders wenn sie schnell ausgeführt wird, eine gute Einleitung zum Sprung, gerade zu dem ersten Schulsprung: Sprung am Ort, aber dadurch auch zu allen Sprüngen. Es ist nicht so sehr der Aufsprung, der geübt wird, obschon auch dieser aus einer Kniebeugung und Kniestreckung besteht, als noch mehr der Niedersprung, bei welchem die Knie schnell nachgeben müssen und sich darnach schnell wieder strecken. — Die Kniebeuge ist einer der besten ableitenden Übungen; als solche wird sie gewöhnlich recht schnell ausgeführt.

Von der Muskelwirkung bei der Kniebeuge mit Fersenhebung soll hier angeführt werden: Die Fersenhebung geschieht durch eine Streckung des Fußgelenkes (Plantarflektion); sie wird ausgeführt von dem zweiköpfigen Wadenmuskel, dem Schollenmuskel, dem hintersten Schienbeinmuskel, dem langen Großzehbeuger, dem langen gemeinsamen

Zehenbeuger, dem langen und dem kurzen Wadenbeinmuskel. Der Rücken wird von den Rückenstreckern gestreckt. Die Knie werden von dem Gewicht des Körpers gebeugt, wobei der vierköpfige Streckmuskel des Knies gegenwirkt und die Schnelligkeit der Bewegung abpaßt. Die Knie sollen gut auswärts geführt werden von dem mittleren und dem kleinsten Gesäßmuskel, dem birnenförmigen Muskel und dem inneren Hüftlochmuskel mit den Zwillingsmuskeln. Dabei werden die Anzieher gedehnt. Solchen, bei denen diese Muskeln zu kurz sind (besonders den X-beinigen), kostet es große Mühe, die Knie nach außen zu bekommen. Die Hüftgelenke werden auch durch das Körpergewicht gebeugt, während die Hüftgelenkstrecker gegenwirken; vor allem der große Gesäßmuskel; ferner der hinterste Teil des großen Anziehers, der Teil, der vom Sitzknorren bis zum Oberschenkelbein hinuntergeht, gerade über dem inneren Gelenkknorren. Dagegen können die drei Beckenhalter (die Beuger des Unterschenkels) hier nicht mitwirken, da ihre Befestigung sich so sehr ihrem Ursprung nähert, daß sie schlaff werden. Der große Gesäßmuskel und der große Anzieher würden durch ihren Zug im Becken den Körper hinten hinüberziehen, wenn nicht der eine Kopf des vierköpfigen Kniestreckers bis zum Becken hinaufginge und dieses nach vorn zöge. Die übrigen Hüftgelenkbeuger können natürlich auch dazu beitragen, in diesem Fall den Körper aufrecht zu halten. — Während die Knie gebeugt werden, arbeiten die genannten Muskeln mit Verlängerung (exzentrisch); während die Knie gestreckt werden, arbeiten dieselben Muskeln mit Verkürzung (konzentrisch).

Tiefe Kniebeuge mit Fersenheben. Diese wird genau wie die gewöhnliche Kniebeuge mit Fersenhebung ausgeführt; nur werden die Knie so viel wie möglich gebeugt. Sie wird ebenfalls mit Stütz der einen Hand in Hüfthöhe gegen den Ribstol oder den Querbalken eingeleitet; die Schüler stehen dann mit der einen Seite gegen dieses Gerät, oder mit Stütz beider Hände in Schulterhöhe gegen eine Wand. Es ist um so mehr Grund vorhanden, bei der tiefen Kniebeuge diese Hilfe zu gebrauchen, als es hierbei schwieriger ist, den Körper gerade zu halten, als bei der gewöhnlichen Kniebeuge. — Auch die tiefe Kniebeuge kann und muß sowohl langsam als auch schnell geübt werden.

Diese Kniebeuge muß oft ausgeführt werden, besonders bei Anfängern. Es ist vielleicht die wirksamste Übung, um die Beine

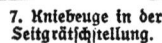

geschmeidig zu machen, und sie stärkt im besonderen Grade deren Streckmuskeln, indem sie diese von der größten Verkürzung bis zur größten Verlängerung arbeiten läßt. Sie bietet deshalb eine wertvolle Hilfeleistung dafür, daß man einen leichten Gang und schöne Niedersprünge bekommt.

Kniebeuge mit Fersenheben in der Seitgrätschstellung. Hierbei muß man während der Kniebeuge weiter nach vorn auf die Fußballen übergehen, als es während der Fersenhebung der Fall war. Dabei werden die Fersen höher gehoben, und den gewöhnlichen Fehler, daß die Fersen beinahe ganz gesenkt werden, umgeht man leichter. Die Knie müssen gut nach außen geführt werden. Die Anzieher werden dadurch kräftiger gedehnt als bei der Kniebeuge mit Fersenheben am Ort. — Auch diese Kniebeuge muß mit Stützen der Arme oder Hände eingeübt werden.

7. Kniebeuge in der Seitgrätschstellung.

Kniebeuge mit Fersenheben in der Schrittstellung schrägvorwärts. Diese Übung wird oft dadurch verunziert, daß der Körper während der Kniebeuge zu weit vorwärts über den vorderen Fuß geführt wird; das hintere Knie fällt dann nach innen. Der Körper soll lieber ein wenig zurückgehalten werden über dem hinteren Fuß. Die Knie müssen gut nach außen geführt werden, besonders das hintere. Der Fuß muß einen vollen Schritt vorwärts gestellt werden, sonst wird die Stellung der Beine sehr häßlich.

In ein wenig veränderter Form kann diese Übung bei tüchtigen Schülern so ausgeführt werden, daß der Körper während der Kniebeuge ganz rückwärts über den hinteren Fuß geführt wird, nicht dadurch, daß man den Körper etwas seitwärts und rückwärts neigt, was ein gewöhnlicher und verunzierender Fehler ist, sondern dadurch, daß man den Körper senkrecht zurückschiebt. Die Stellung wird richtig, wenn die vordere Hüfte gut zurückgezogen wird. Das hintere tragende Knie muß am meisten gebeugt werden, das vordere etwas weniger. Die Übung wird dadurch eingeleitet, daß man aus der Hochstellung mit Fersenhebung den Fuß schräg vorwärts stellt.

Fußstellungen. Von allen Fußstellungen gilt: 1. Der Körper muß in der Richtung in Fall gesetzt werden, in die der Fuß gestellt wird (wie beim Gang), damit er, wenn der Fuß angesetzt wird, auf beiden Füßen gleichmäßig ruht. Es nimmt für den Körper Zeit in Anspruch, dies kleine Stück zu fallen, auch wenn der stillstehende Fuß ihm nachhilft. Das Fußstellen ist deshalb eine Übung, die nicht so schnell ausgeführt wird, wie ein Armbeugen oder ähnliche schnelle Übungen es werden; darnach muß das Aussprechen des Befehls sich richten, und das Befehlswort: „stellt!" muß weniger scharf gesagt werden als z. B. „beugt!" bei einer Armbeugung. Sonst wird der Schüler, wie man es oft sieht, dazu verleitet werden, den Körper auf dem stillstehenden Fuß ruhen zu lassen, während er den andern Fuß schnell, aber zu kurz in die angegebene Richtung weiterstellt. Soll eine schnelle Armbewegung gleichzeitig mit einem Fußstellen ausgeführt werden, muß sie im letzten Augenblick der Fußbewegung gemacht werden.

2. Der Fuß, der weitergestellt wird, muß soviel gestreckt werden, daß der Fußballen vor der Ferse angesetzt wird, damit er den Fall des Körpers hemmen kann. Sonst wird das Fußstellen zu schwerfällig.

3. Der Körper, der dadurch gesenkt wird, daß die Beine schräg stehen, muß gehoben werden, um zur Grundstellung zurückzukommen. Das geschieht am leichtesten dadurch, daß das stillstehende Knie gebeugt wird, so daß der Körper wagrecht auf dieses hinübergeschoben wird und sich darnach durch die Streckung des Knies hebt; das ist fehlerhaft. Es soll vielmehr dadurch geschehen, daß der weitergestellte Fuß mit dem Fußballen so kräftig abstößt, daß der Körper auf das stillstehende, vollständig gestreckte Bein zurückschwingt. — Die Fersen müssen schnell und bestimmt geschlossen werden.

4. Es ist bei allen Fußstellungen ein gewöhnlicher Fehler, daß sie zu kurz ausgeführt werden. Die eine Hüfte wird dann wie in

der Ruhestellung vorgeschoben, weil der Körper im wesentlichen auf deren Bein ruht. Ebenfalls ist es ein häufiger Fehler, daß der Fuß nicht in der richtigen Richtung weitergestellt wird.

Fußstellen seitwärts. Diese Übung kann in einer oder in zwei Taktzeiten ausgeführt werden. Es wird häufig der Fehler gemacht, daß der Fuß, der weitergestellt wird, zu viel nach außen gedreht ist und ein wenig schräg vorwärts gestellt wird. — In zwei Taktzeiten ausgeführt, gibt die Übung einen schnellen und lebhaften Takt, der sich ausgezeichnet dazu eignet, mit schnellen Armbewegungen, z. B. Armstreckungen verbunden zu werden.

Fußstellen schräg vorwärts. Dieses muß von Anfang an recht oft von der Achtelwendung aus ausgeführt werden; es ist dann für die Schüler viel leichter, die richtige Richtung zu finden, und für den Lehrer zu sehen, ob sie gefunden ist. Damit man lernt, den Fuß gut zu strecken, kann das Fußstellen anfangs in zwei, schnell aufeinanderfolgenden Taktzeiten ausgeführt werden, Vorstrecken des Fußes in der ersten, Aufstellen in der zweiten. Wird die Übung schräg rückwärts ausgeführt, so wird der Fuß oft zu sehr gerade rückwärts geführt und zu viel nach außen gedreht; dieses bewirkt, daß der Körper sich nach der Seite des gestellten Fußes wendet.

Fußstellen vorwärts. Bei dieser Übung wird oft der Fehler gemacht, daß der vorwärts gestellte Fuß sich zu weit nach vorn dreht; der Körper wendet sich dann nach der Seite des stillstehenden Fußes. Diese Mitbewegung des Körpers geschieht nicht, wenn der Fuß in dem Fußwinkel der Grundstellung vorwärts gestellt wird. — Wird der Fuß rückwärts gestellt, so will man ihn gerne zu weit nach außen drehen, dann wendet sich der Körper nach seiner Seite.

Die Bedeutung der Fußstellungen ist vor allem die, gute Ausgangsstellungen für viele Übungen zu geben. Es sind außerdem leichte Beinübungen, die am Anfang und am Schluß der Stunde benutzt werden können. Sie sind endlich ausgezeichnete Taktübungen und sie geben eine recht gute Vorübung für die richtige Führung des Fußes beim Gang, besonders in bezug auf die Streckung des Spannes und des Knies.

Schräger Ausfall

Ausfall schräg vorwärts.

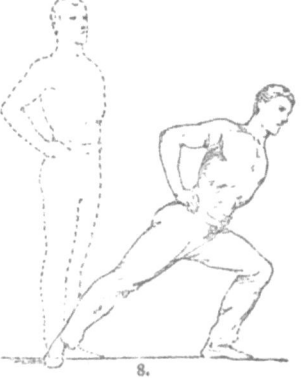

Dieser muß mit Anfängern von der Achtelwendung aus ausgeführt werden, weil es dadurch leichter wird, den Fuß in die richtige Richtung weiterzustellen. Der Ausfall beginnt damit, daß der Körper in Fall gesetzt wird; erst dann, wenn der Fall angefangen hat, kommt der Fuß vor. Das stillstehende Bein muß beim Fall vollständig gestreckt gehalten werden, ebenso der Körper, der zu diesem Bein die gleiche Stellung haben muß wie in der Grundstellung; er muß genau in dessen Verlängerung liegen. Der Körper muß sozusagen fallen „gerade wie ein Stock". — Bei dem vorfallenden Bein muß der Spann so viel gestreckt sein, daß der Fußballen früher als die Ferse niedergestellt wird. Das Knie muß durch seine Beugung allmählich den Fall hemmen; es muß so stark gebeugt werden, daß es etwas über die Fußspitze hinausragt; sein Unterschenkel wird dann ungefähr mit dem hinteren Bein parallel stehen und die Schulter wird über das gebeugte Knie hinausgehen.

Wenn man vom Ausfall zurück will, muß der Körper gehoben werden, ganz wie er ausgefallen ist, „gerade wie ein Stock". Der Rücken, das Hüftgelenk des hinteren Beines und das Knie müssen vollständig gestreckt sein. Das vordere Bein ist es dann, das durch eine kräftige Streckung in seinem Hüft=, Knie= und Fußgelenk den Körper auf das hintere völlig gestreckte Bein zurückschwingen soll.

Beim Ausfall schräg rückwärts[1]), der auch zuerst von der Achtelwendung aus ausgeführt werden muß, soll das stillstehende Bein schnell gebeugt werden, damit das Gewicht des Körpers darauf ruhen bleibt. Das rückwärts gestellte Bein und der Körper müssen „gerade wie ein Stock" gehalten werden und müssen sich um das Hüftgelenk des tragenden Beines drehen, wie die Arme der Wagschale um ihre Achse.

1) Im deutschen Turnen: „Auslage schräg rückwärts" genannt.

Es werden beim Ausfall so viele Fehler gemacht, daß der Unterricht sehr sorgfältig sein muß, damit die Übung richtig ausgeführt werde. Die ärgsten und gewöhnlichsten Fehler sind folgende: 1. Indem der Schüler von der Grundstellung zum Ausfall schräg vorwärts übergeht, führt er den Fuß vorwärts, ehe noch der Körper in Fall gesetzt ist. Der Körper legt sich dann rückwärts hinüber und in der Regel wird das stillstehende Bein im Knie gebeugt. Dieses wird erst gestreckt, wenn der vorwärts gestellte Fuß angesetzt ist und schiebt dabei den Körper vorwärts über das vordere Bein; gewöhnlich kommt er in diesem Fall aber nicht in die richtige Stellung. — 2. Der Fuß wird nicht weit genug vorgestellt, seltener zu weit, folgt nicht der richtigen Richtung und wird zu viel nach außen oder nach innen gedreht. — 3. Das vordere Knie ist nach innen geneigt. — 4. Das hintere Bein ist nicht völlig gestreckt. — 5. Der hintere Fuß ist zu viel nach außen gedreht, nämlich dadurch, daß die Ferse mit vorwärts gezogen wird beim Ausfall, und der Fuß steht auf dem inneren Fußrand. — 6. Der Körper wird zu senkrecht gehalten, weil er beim Ausfall eine Beugung schräg rückwärts gemacht hat. Oder er legt sich zu viel vornüber, so daß die Hüfte hoch geschoben wird. Der letzte Fehler hat in der Regel seinen Grund darin, daß das vordere Knie nicht genug gebeugt ist; je weniger es gebeugt ist, desto leichter ist nämlich seine Arbeit. Wenn das Knie ausreichend gebeugt ist, sinkt die hoch geschobene Hüfte, und der Körper kommt in gleiche Linie mit dem hinteren Bein. — 7. Der Körper dreht sich, am häufigsten nach der Seite des vorgestellten Fußes.

Beim Ausfall schräg rückwärts (Auslage schräg rückwärts) wird oft der Körper mit dem rückwärts gestellten Bein rückwärts geführt und hebt sich gleichzeitig zu senkrecht nach oben. —

Der Ausfall ist, wie aus dem Vorstehenden zu ersehen ist, eine recht zusammengesetzte Übung. Die weitausgreifende Bewegung des Fußes in ganz bestimmter Richtung, das Beugen des Knies, die richtige Haltung des Körpers und nicht am wenigsten die sichere Gleichgewichtserhaltung, das alles will gleichzeitig beobachtet sein. Um Anfängern die Erlernung zu erleichtern, kann man deshalb die Übung in zwei Teile zerlegen. Es wird zuerst eine weite Schrittstellung, etwa drei Fußlängen schräg vorwärts, eingenommen; darauf wird das vordere Knie gebeugt, wobei der Körper und das hintere Bein genau in ihrer gegenseitigen Verlängerung gehalten werden. Dieses läßt sich nun leicht ausführen, da die Bewegung langsam geschieht und dabei die Bewahrung des Gleichgewichts keine Schwierigkeiten macht. — Nachdem 3. B. der linke Fuß schräg vorwärts gestellt worden ist, wird befohlen: Linkes Knie — beugt! Kniee — streckt! Dasselbe — 1! — 2! Später lautet der Befehl nur: Ausfall in drei Zeiten — 1! (Das Fußstellen) 2! (Das Kniebeugen) 3! (Mit kräftigem Abstoß des vorderen Fußes Einnehmen der Grundstellung.)

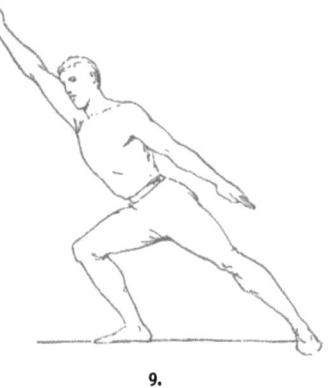

9.

Bei dem Ausfall kann eine Drehung des Körpers gemacht werden, entweder nach der Seite des weitergestellten Fußes oder nach der stillstehenden. Diese Drehung kann gleichzeitig mit dem Ausfall ausgeführt werden oder sie kann gemacht werden, nachdem die Ausfallstellung eingenommen ist.

Wird die Drehung nach der Seite des stillstehenden Fußes ausgeführt, so ist sie in bezug auf den Körper eine Seitenübung, indem die Muskeln der nach oben gedrehten Körperseite den Körper tragen müssen. Die Drehung soll dann nur so groß sein, daß die Schultern in die Ebene der Beine kommen. Das gebeugte Knie will während der Drehung gern etwas mitfolgen, so daß es nach innen fällt, das ist unschön. Die Arme können in Hüftfassung, in Nackenfassung oder gestreckt gehalten werden, im letzten Fall können beide Arme oder nur der eine hoch gestreckt sein.

Wird die Drehung nach der Seite des weitergestellten Fußes ausgeführt, so wird sie für den Körper eine Rückenübung, denn die Rückenstrecker müssen den Körper tragen. Bei der Drehung muß die Brust die gleiche Richtung einnehmen, die der vordere Fuß zeigt. Der Rücken muß in der Verlängerung des hinteren Beines liegen. Die Arme können sich in Hüft- oder Nackenhalte befinden, sie können hoch oder seitwärts gestreckt oder zum Armstrecken oder Armschlagen gebeugt sein. Es kann bei der Übung Armstreckung aufwärts und seitwärts, Armschlagen, Armschwingen vorwärts, Armschwingen rückwärts aus der Hochhalte und Armführen seitwärts erfolgen.

Ausfall vorwärts. Bei diesem Ausfall wird der Fuß drei Fußlängen geradeaus vorwärts gestellt. Das hintere Bein und der Körper müssen hier, wie beim Ausfall schräg vorwärts, während der Bewegung zum Ausfall vorwärts „gerade wie ein Stock" gehalten werden; die Brust muß geradeaus gekehrt sein und der Kopf muß hochgehalten werden mit eingezogenem Kinn. Der Fuß muß, indem er vorwärts gestellt wird, ebenso nach außen gedreht sein wie in der Grundstellung, was bei dieser Stellung ebenso schwierig ist, wie es für sie wichtig ist. Es erfordert nämlich eine große Biegsamkeit in dem Fußgelenk des hinteren Fußes. Solche Turner, die diese Biegsamkeit nicht haben — und das sind die meisten —, helfen sich entweder dadurch, daß sie die hintere Ferse heben, oder, was noch häufiger geschieht, dadurch, daß die hintere Ferse im Ausfall etwas vorwärts gezogen wird; der Fuß wird dadurch mehr nach außen gedreht, und die Biegung im Fußgelenk wird vermindert. Dies bewirkt wieder, daß der vordere Fuß zu viel nach innen gedreht wird; der Körper wird mitgedreht, und die ganze Stellung nähert sich der Ausfallstellung schräg vorwärts. Die Berichtigung, die am häufigsten beim Ausfall vorwärts gegeben werden muß, ist deshalb die: „Dreht den hinteren Fuß nach innen und den vorderen nach außen!" Doch ist es noch wichtiger, den vorderen Fuß in der rechten Stellung zu erhalten als den hinteren. Bei dem Bestreben, den hinteren Fuß in der richtigen Stellung zu erhalten, und die Ferse nicht zu heben, wird der Ausfall vorwärts zu kurz, und das vordere Knie wird zu wenig gebeugt, so daß der Körper zu senkrecht steht; oder wenn man sich doch bemüht, ihn weit genug vorwärts zu bringen, wird eine Senkung in den Hüftgelenken gemacht und das Kreuz wird hoch geschoben.

Ausfall vorwärts 27

Der Ausfall vorwärts kann in ähnlicher Weise eingeübt werden wie der Ausfall schräg vorwärts.

Bei der Auslage rückwärts soll das vordere Knie schnell gebeugt werden, damit der Körper nicht dem rückwärts gestellten Bein folge und dabei zu sehr aufgerichtet werde. Der Fuß, der rückwärts gestellt wird, muß von vornherein gut nach innen gedreht sein.

Die Ausfall- und Auslageübungen (Vorfallübungen) gehören zu den schönsten und am meisten plastischen der Freiübungen und müssen schon viel um ihrer Schönheit willen geübt werden. Es sind außerdem kräftige Beinübungen, die die Musteln der Beine stärken und ihre Gelenke geschmeidig machen. Dies ist besonders der Fall, wenn man sie recht lang macht und das Knie des weitergestellten Beines so viel wie möglich beugt; man muß es deshalb nicht unterlassen, nachdem die Schüler schon gewohnt sind, gewöhnliche Ausfälle zu machen, auch recht lange zu üben.

Von Muskelwirkungen beim Ausfall kann folgendes gesagt werden: Die Schwere würde das vordere Fußglied beugen, so daß der Unterschenkel gegen den Fuß gebeugt werden würde (dorsalflektiert). Dieses wird von dem zweiköpfigen Wadenmuskel, dem Schollenmuskel, dem hinteren Schienbeinmuskel, dem langen Großzehbeuger, dem langen gemeinsamen Zehenbeuger und dem langen und kurzen Wadenbeinmuskel verhindert. Die Schwere will das vordere Knie beugen; das wird von dem vierköpfigen Kniestrecker verhindert; doch wirkt der gerade Kopf des Oberschenkelmuskels nicht viel, da seine Befestigung am Becken weit vorwärts geführt ist. Auch das vordere Becken wird durch die Schwere gebeugt; dieses wird von dem großen Gesäßmuskel, dem hinteren Teil des großen Anziehers und dem viereckigen Hüftmuskel behindert. Auch die drei Beckenhalter helfen hier etwas, obwohl das Knie gebeugt ist. Der Sitzknorren ist nämlich durch das Senken des Körpers vorwärts weit rückwärts geführt. Da die sämtlichen Muskeln, die hier am Hüftgelenk tätig sind, den Oberschenkel nach innen führen, findet sich darin wahrscheinlich die Erklärung dafür, daß ungefähr bei allen Schülern ohne Ausnahme das Knie anfangs nach innen fallen will. Es muß nach außen gehalten werden durch den mittleren und den kleinen Gesäßmuskel, den inneren Hüftlochmuskel mit den Zwillingsmuskeln, den birnförmigen und den äußeren Hüftlochmuskel.

Der stillstehende Fuß will auf den inneren Fußrand umfallen; das wird besonders von dem vorderen Schienbeinmuskel verhindert; aber auch von dem hinteren Schienbeinmuskel, dem langen Großzehbeuger und dem langen gemeinsamen Zehenbeuger. Das Knie muß gestreckt gehalten werden von dem vierköpfigen Kniestrecker. Die Schwere will den Körper schräg vorwärts beugen; das wird von den Muskeln der nach oben gekehrten Seite verhindert: dem äußeren und dem inneren schrägen Bauchmuskel, dem viereckigen Lendenmuskel und den Rücken= streckern. — Ist der Körper nach der Seite des vorwärts gestellten Fußes gedreht, so kehrt sich der Rücken nach oben, und der Rücken wird von den Rückenstreckern getragen; ist er nach der Seite des stillstehenden Fußes gedreht, so kehrt sich die Seite nach oben, und der Körper wird von deren Muskeln getragen. Die Muskelwirkung für die Beine ist beim Ausfall vorwärts im wesentlichen die gleiche wie beim Ausfall schräg vorwärts. Nur muß gesagt werden, daß die Wadenmuskeln des hinteren Beines sehr stark gestreckt werden, wenn der Fuß in seiner richtigen Stellung mit der Ferse auf dem Boden und nicht zu weit nach außen gedreht gehalten wird. In bezug auf den Körper ist die Übung eine ausgesprochene Rückenübung.

III. Halsübungen.

Kopfbeugen rückwärts. Die sieben Halswirbel bilden einen Bogen vorwärts. Normal soll er nur klein sein; ein richtig gehaltener Hals wird mit Recht ein gerader Hals genannt. Bei den meisten Menschen sitzt der Kopf zu weit vorwärts. Der Hals steht dann schräg vorwärts durch eine Beugung nach vorn in den oberen Brust= und den unteren Hals= wirbeln. Damit das Gesicht nicht nach unten gekehrt sein soll, wird der Kopf durch eine Beugung im Nackengelenk und in den oberen Halswirbeln so viel gehoben, daß das Gesicht ungefähr senkrecht steht und man geradeaus sehen kann. Damit ist der Bogen der Hals= wirbel vorwärts vergrößert und das Kinn ist vorgeschoben. Damit man diese fehlerhafte Stellung von Kopf und Hals umgehen kann, muß erstens die Krümmung des Halses ausgeglichen und das Kinn eingezogen werden, und zweitens muß die Beugung vorwärts zwischen den oberen Brust= und den unteren Halswirbeln entfernt werden. Ein Kopfbeugen rückwärts muß deshalb damit anfangen, daß das Kinn gut eingezogen wird. Die Muskelwirk= samkeit, die hierzu notwendig ist, bringt zugleich mit sich, daß die Krümmung vorwärts ausgeglichen wird. Während nun das Kinn diese Stellung beibehält, werden der Kopf und der ausgerichtete

Kopfrückbeugen

Hals zurückgezogen, indem die Beugung vorwärts zwischen den Brust= und Halswirbeln aufgehoben wird; ja, wenn Biegsamkeit genug vorhanden ist, kann der Hals dazu gebracht werden, daß er sich mit beständig angezogenem Kinn rückwärts senkt, also mit ungefähr gerader Halswirbelsäule. Diese zwei Dinge: Das starke Einziehen des Kinnes und die Rückwärtsverschiebung des Kopfes und des Halses sind das Wesentlichste bei einem Kopfbeugen rückwärts; und gerade durch diese beiden Bewegungen wird die fehlerhafte Haltung des Kopfes berichtigt. Das liegt auch daran, daß die Übung berichtigend auf die Brustwirbelsäule wirkt und die Brust hebt. Zum Kopfbeugen rückwärts gehört noch ein drittes, nämlich Beugen der Halswirbelsäule rück= wärts; dadurch wird diese wieder gebogen und das Kinn ein wenig aufwärts gehoben; aber dieser Teil der Be= wegung hat die geringste Bedeutung und darf nicht zu groß ge= macht werden. — Wenn der Kopf aufgerichtet wird, soll das Kinn wieder eingezogen und der Hals gestreckt werden. — Beim Kopf= beugen rückwärts (d. h. bei dessen beiden ersten Teilen) werden der Kopfnicker und die Rippenhalter gestreckt; sie werden also den Brustkasten heben. Je mehr dieser durch tiefes Einatmen sozusagen die Erlaubnis dazu bekommt, mitzufolgen, desto weiter können Kopf und Hals rückwärts geschoben werden; also muß man während dieser Übung frei atmen und nicht die Luft anhalten.

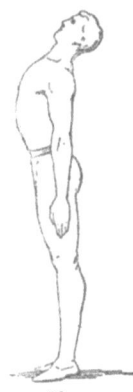

10.

Der erste Fehler, den die Anfänger hier machen, ist der, daß sie den Kopf rückwärts werfen durch Beugung im Nackengelenk und in den oberen Halswirbeln (Bild 11). Diese Bewegung kann aus= geführt werden, wie auch immer der Hals — gut oder schlecht — gehalten wird; sie läßt den Hals im unteren Teil in seiner Haltung verharren und vergrößert nur seinen Bogen vorwärts; sie hat also keine Bedeutung für die Verbesserung der Kopfhaltung und die Streckung der Brustwirbelsäule. Wenn man dann den Schü= lern begreiflich gemacht hat, daß das Kinn eingezogen werden soll, machen viele den Hals so steif, daß sie statt des Halses den Rücken (die Lende) krümmen und den Unterleib vorschieben. — Ferner sieht man oft, daß die Schultern gehoben werden; man

30 Halsübungen

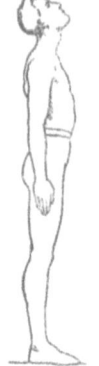

11. (Fehlerbild.)

muß sich vielmehr bestreben, sie zu senken. Die Hände gehen manchmal vorwärts vor die Beine; sie müssen zurückgehalten werden und womöglich ein kleines Stück weiter an den Beinen hinabgleiten, als sie in der Grundstellung reichen; wenn man hieran denkt, so hält man jedenfalls die Schultern abwärts.

Es gibt nichts, worauf ein Turnlehrer mehr achten soll als darauf, daß die Schüler den Kopf richtig halten. Und anstatt, daß er stets ruft: „Kopf hoch!" kann es wirksamer sein, recht oft ein Kopfbeugen rückwärts zu befehlen. Diese Übung muß er in jeder Turnstunde viele Male benutzen. Er braucht nicht zu fürchten, daß die Schüler sich dabei langweilen. Denn sie ist — als besondere Zugabe zu den übrigen Vorzügen — eine ausgezeichnete und angenehme Atmungsübung; und es ist für die Schüler wohltuend, eine Gelegenheit zu bekommen, zwischen den Übungen tief einzuatmen, besonders wenn die Übungen anstrengend sind. — Die richtige Haltung des Kopfes ist die erste und wichtigste Bedingung für eine gute und schöne Haltung; ein hängender Kopf bewirkt einen runden Rücken, vorgeschobene, schräge Schultern und eine flache Brust; ein gehobener Kopf wird ebenso sicher einen geraden Rücken, zurückgezogene Schultern und eine gewölbte Brust zur Folge.

Beim Kopfbeugen rückwärts wird das Kinn eingezogen von dem langen und dem kurzen vorderen Kopfhalsmuskel; damit diese wirken können, müssen die Halswirbel, von denen sie kommen, befestigt werden, das geschieht durch den langen Halsmuskel, der wie ein „Rückenstrecker" vor alle Halswirbel und die oberen Brustwirbel gelegt ist und den Bogen des Halses vorwärts ausgleichen kann. Kopf und Hals werden darauf rückwärts geführt von den Muskeln, die hinten auf dem Rückgrat liegen über der Beugung zwischen den Hals- und Brustwirbeln und weiter hinauf zum Nacken, wie: von dem oberen Teil des Kappenmuskels, dem Riemenmuskel und dem Hals- und Nackenteil der Rückenstrecker. Dabei werden der Kopfnicker und die Rippenhalter gedehnt. Soll der Kopf wieder aufgerichtet werden, sind es diese letzteren, die sich zusammenziehen. — Wenn der Kopf rückwärts geführt wird, ist nur die Brust da, die sich verschieben und Gegengewicht bilden kann, wenn man nicht die Lende beugt und den Unterleib vorschiebt; die Rückenstrecker müssen also den Brustteil der Wirbelsäule noch mehr aufrichten als in der Grundstellung, also wie am Anfang eines Rumpfbeugens rückwärts auch dieses trägt sehr dazu bei, daß die Übung eine Atmungs- und Haltungsübung wird.

Kopfbeugen vorwärts. Man sollte meinen, daß man
im täglichen Leben oft genug
den Kopf vorwärts beugt, und daß es deshalb nicht notwendig wäre, dafür im Turnen eine besondere Übung zu
haben. Es sind aber zwei verschiedene Dinge, das gymnastische Kopfbeugen vorwärts und die gewöhnliche Art,
den Kopf vorwärts sinken zu lassen. Die Übung soll natürlich so ausgeführt werden, daß auch sie der Haltung des
Kopfes nützt und damit auch der Haltung im allgemeinen.
Das tut sie, wenn der Kopf so vorwärts geneigt wird,
daß das Kinn eingezogen und der Bogen der Halswirbelsäule so viel wie möglich ausgeglichen wird. Die Bewegung
soll also im wesentlichen im Nackenglied geschehen und
in den oberen Halswirbeln; das kann so gemacht werden, daß der Hals hinten gerade wird und in eine Linie
mit dem Nacken geht (man muß die Dornfortsätze deutlicher hervortreten fühlen). Dagegen soll der Hals als Ganzes
durchaus nicht schräg vorwärts geführt werden (durch Beugung
zwischen den oberen Brust= und den unteren Halswirbeln); das
würde darauf hinarbeiten, einen hängenden Kopf zu bekommen.
— Die Übung soll besonders den langen Halsmuskel stärken, so
daß er den Hals hindert, einen zu großen Bogen vorwärts zu
machen, und sie soll die Fähigkeit und die Gewohnheit erzielen,
das Kinn eingezogen zu halten. Richtig ausgeführt ist es eine gute
Übung, die ziemlich oft gebraucht werden muß; da sie aber leicht
so ausgeführt werden kann, daß sie mehr schadet, als daß sie nützt,
soll man sie nur von Turnern vornehmen lassen, die schon weiter
fortgeschritten sind, und die verstehen, was die Übung will.

12.

Kopfbeugen seitwärts. Man muß nachsehen, ob der Kopf gut
rückwärts geschoben, und ob das Kinn
gut eingezogen ist, bevor das Beugen seitwärts anfängt, und so soll
der Kopf während der ganzen Bewegung gehalten werden. Er muß
so weit gebeugt werden, daß die nach oben gekehrte Seite des Halses
sich stark gestreckt fühlt. Außer dem Fehler, daß der Kopf beim
Beugen vorwärts fällt, geschieht es ziemlich oft, daß die Schulter,
gegen die der Kopf gebeugt wird, gegen diesen emporgehoben wird.

Der Kopf wird nach links gebeugt durch folgende Muskeln an der linken Seite: Den Hals- und Nackenteil der Rückenstrecker, den Riemenmuskel, den Hebemuskel des Schulterblattes, von denen namentlich die letzten beiden den Kopf gleichzeitig nach links drehen wollen, mit dem Gesicht nach unten, die Rippenhalter, den oberen Teil des Kappenmuskels und den Kopfhalter, von denen namentlich der letztere den Kopf nach rechts drehen will, mit dem Gesicht aufwärts, und also der Drehung nach der entgegengesetzten Seite entgegenwirken will.

Kopfdrehen. Auch hier gilt es, daß der Kopf während des Drehens zurückgehalten wird und das Kinn eingezogen, so daß das Gesicht seine senkrechte Stellung beibehält. Es ist ein gewöhnlicher Fehler, daß das Kinn vorgeschoben wird, und daß der Kopf ein wenig rückwärts gebeugt wird. Dadurch wird die Stellung schlaff, und man fühlt nicht die Streckung gewisser Muskeln, die ein Zeichen davon ist, daß die Übung gut und wirksam ausgeführt worden ist. Wird die Übung kräftig ausgeführt, ist sie wertvoll, und sie muß ja nicht vergessen werden.

Der Kopf wird nach links gedreht von dem oberen Teil des rechten Kappenmuskels, dem rechten Kopfnicker, dem rechten Rippenhalter, dem rechten Streckdrehmuskel (M. semispinalis cervicis) und den rechten vielgespaltenen Muskeln; ferner von dem linken Riemenmuskel, dem linken Teil von dem Hals- und Nackenteil einiger Rückenstrecker und den linken tiefliegenden Muskeln zwischen dem Nackenbein und den zwei oberen Halswirbeln.

Im allgemeinen geht man in der Turnstunde sehr leicht über die Halsübungen hinweg. Der Lehrer legt nur wenig Gewicht darauf und nimmt sie nur selten oder gar nicht vor, und die Schüler machen sie lose, ohne Kraft hineinzulegen. Das ist nicht richtig. Die Muskulatur des Halses wird durch sie entwickelt, und je stärker und voller seine Muskeln sind, desto besser sitzt der Kopf und desto schöner ist der Hals. Die Halsübungen haben außerdem eine hygienische Bedeutung dadurch, daß sie in günstiger Weise auf den Blutumlauf im Gehirn wirken. Wer z. B. anfängt, von geistiger Arbeit müde zu werden, wessen Kopf schwer wird, kann es sich erleichtern — und vielleicht sogar Kopfweh verhindern u. dgl. — wenn er einige kräftige Bewegungen mit dem Kopf nach allen Seiten macht.

IV. Armübungen.

Armbeugen. Die Hände sollen auf dem kürzesten Wege, nicht mit Schwung nach der Seite, an dem Körper entlang zu den Schultern hinaufgeführt werden, und die Arme müssen so gebeugt werden, daß die Hände zu beiden Seiten in der Verlängerung der Schultern stehen. Bei männlichen Schülern sollen die Hände geschlossen sein und in der Verlängerung der Unterarme stehen; bei weiblichen Schülern sollen die Fingerspitzen die Schultern berühren, und die Hand- und Fingergelenke müssen leicht gebeugt sein. Die Ellenbogen müssen dicht am Körper ein wenig vorwärts geführt werden, die Schultern sind tüchtig zurückgezogen, und der Kopf ist hoch aufgerichtet mit eingezogenem Kinn.

Das wesentlichste bei der Übung ist, daß die Hände gut zurückgeführt werden; denn das bringt unwillkürlich mit sich, daß der Oberarm nach außen gedreht wird, und daß die Schultern gut zurückgezogen werden. Der Fehler, der also zuerst berichtigt werden muß, ist der sehr gewöhnliche, daß die Hände zu weit vorwärts gehalten werden. Wenn dieser Fehler beseitigt wird, muß man beachten, daß nun die Ellenbogen nicht etwa rückwärts gehen; dadurch werden nämlich die Schulterblätter gehoben und ein wenig schräg gestellt. Die Ellenbogen könnrn auch zu weit seitwärts geführt werden, dann kommen die Schultern nicht weit genug zurück. Das kräftige Zurückführen der Arme und der Schultern erfordert, daß ein entsprechendes Gewicht des Kürpers als Gegengewicht vorwärts geschoben wird. Da der Kopf sich am leichtesten bewegen läßt, führt man den am häufigsten vor, wie auch sonst folgt aber hieraus eine Einbiegung der Lende. Biegsame Turner, besonders Kinder, sinken bei dieser Übung in der Lende zusammen. Es ist natürlich sehr fehlerhaft, sich in dieser Weise Gegengewicht zu verschaffen, und der Lehrer muß eifrig bemüht sein, diesen schädlichen Fehler zu verhindern. Er wird dadurch berichtigt, daß der Körper ein wenig vorwärts und der Kopf während des Armbeugens etwas zurückgeführt wird. Die Brust wölbt sich dann gut vor, und der Körper bekommt eine besonders gute Grundstellung.

Die Armbeuge ist die Durchgangsstellung für alle Armstreckungen; sie hat aber außerdem ihre selbständige große Bedeutung, indem sie so kräftig, wie nur wenige Übungen, die Schultern zwingt sich zurückzuziehen. Dieses letztere hat nicht seinen Grund in dem Beugen der Arme an sich, sondern in der Drehung (Rotation) nach außen, die die Oberarme ausführen, wenn die Hände an die Seiten der Schultern hinaufgeführt werden. Da vorwärts geschobene Schultern eine gute Haltung hindern, hilft diese Übung sehr zur Gewöhnung an eine solche; sie verdient es deshalb, mit großer Sorgfalt eingeübt zu werden.

Der Unterarm wird an den Oberarm gebeugt durch den zweiköpfigen Armbeuger, den inneren Armmuskel, den Oberarm-Speichenmuskel und die Muskeln, die vom inneren Oberarmknorren bis zur Hand ziehen. Bei der Beugung wird der Unterarm supiniert durch die Hilfe des zweiköpfigen Armbeugers und den Auswärtsdreher der Speiche. Indem der Ellenbogen gebeugt wird, zeigt sich die Neigung, den Oberarm nach außen zu heben. Das wird verhindert von dem großen Brustmuskel, dem breiten Rückenmuskel, dem kleinen und dem großen runden Muskel. Die Hand wird an die Seite der Schulter hinausgeführt durch eine Drehung des Oberarms nach außen; diese Drehung wird ausgeführt von dem hinteren Teil des Deltamuskels, dem Ober- und Untergrätenmuskel und dem kleinen runden Muskel; damit aber diese Muskeln, die alle von dem Schulterblatt kommen und dieses nach außen und vorn ziehen, nun in entgegengesetzter Wirkung den Arm nach innen und rückwärts bewegen können, muß das Schulterblatt durch die vom Rückgrat zu ihm verlaufenden Muskeln befestigt werden: durch den Kappen- und Rautenmuskel. So erklärt es sich, daß gleichzeitig mit dem Hinausführen der Hand an die Seite der Schulter auch das Schulterblatt zurückgezogen wird. Hierdurch werden der große und der kleine Brustmuskel gedehnt. Da diese bei den meisten Menschen zu kurz sind, haben die rückwärtsführenden Muskeln eine ansehnliche Arbeit davon, sie zu dehnen. — Wenn die Brust vorgeschoben wird, als Gegengewicht gegen die Arme und Schultern, die zurückgeführt werden, geschieht es dadurch, daß die Rückenstrecker sich etwas mehr zusammenziehen als in der Grundstellung; der Rücken macht dann den ersten Anfang zu einem Rumpfbeugen rückwärts.

Armstrecken aufwärts

Armstrecken aufwärts aus der Beugehalte. Die Arme werden kräftig aufwärts gestreckt und so weit rückwärts geführt, wie die Beweglichkeit des Schulterblattes und des Schultergelenkes es erlaubt. Nur einzelne sehr geschmeidige Turner können sie zu weit rückwärts bekommen. Bei der ganzen Bewegung sollen die Ellenbogen gut rückwärts gehalten werden. Die Arme sollen in der Hochhalte parallel st hen, und von vorn gesehen, in der Verlängerung der Kö perseiten, da die Schulterbreite dadurch etwas vermindert wird, daß die Streckung der Arme die Schultern hebt, sollen die Hände etwas näher zusammengehalten werden als die gewöhnliche Schulterbreite. Die Arme müssen so

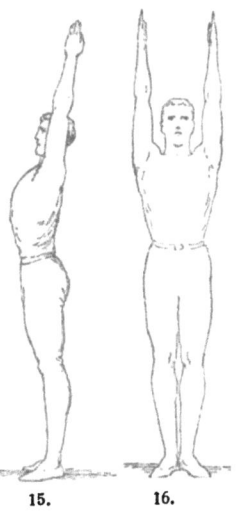

15.   16.

gedreht sein, daß die Hände die Handflächen gegeneinander drehen. Die Handgelenke werden gestreckt, so daß die Hände in der Verlängerung der Arme liegen. Der Kopf muß so gut zurückgehalten werden, daß, von der Seite betrachtet, vor den Armen vom Gesicht nur wenig zu sehen ist, und dieses wenige gleichmäßig von der Stirn und dem Kinn. Der Körper muß vorwärts auf die Fußballen verlegt werden, damit die Arme gut rückwärts gezwungen werden können, ohne daß die Gefahr eintritt, daß die Lende gebeugt wird. Die stark gedehnten Brustmuskeln heben den Brustkasten; die Grundstellung wird also hier wie beim Armbeugen verstärkt oder übertrieben, indem die Rückenstrecker die Brustwirbelsäule aufrichten, wie am Anfang eines Rumpfbeugens rückwärts. So ist es eine starke Streckung des ganzen Körpers, die das Armstrecken aufwärts mit sich führt, und dieses leistet deshalb bedeutende Hilfe bei der Einübung einer guten Haltung und vermehrt besonders die Beweglichkeit der Schultergelenke und der Schulterblätter. Wer mit aufwärts gestreckten Armen in schöner Stellung stehen kann, kann keinen steifen und krummen Rücken haben.

Beim Armstrecken aufwärts gibt es Gelegenheit, so viele Fehler zu machen, daß sie hier in ihrer Reihenfolge von oben her aufgezählt werden sollen. Wie die richtige Haltung der Hand in der Verlängerung des Armes dazu beiträgt, den Eindruck des Gestrecktseins und der Schlankheit zu erhöhen, so verunziert ihre unrichtige Haltung auch die Schönheit der Übung sehr. Die Hand kann im Handgelenk nach allen Seiten gebeugt sein: rückwärts, vorwärts, seitwärts oder nach innen. Die Finger können krumm und getrennt gehalten werden, besonders der Daumen will gerne abstehen. Man kann sicher sein, daß der Schüler, der dabei schlaffe Finger hat, im ganzen schlaff steht und seinen Körper nicht so gestreckt hat, wie es sein sollte. Der Lehrer kann in praktischer Weise untersuchen, ob die Finger gut gestreckt sind, wenn er mit seiner flachen Hand von oben einen leichten Schlag gegen die Fingerspitzen ausführt; er merkt dann, ob sie steif stehen oder ob sie nachgeben. — Die Ellenbogen werden oft leicht gebeugt gehalten. Dieser Fehler kommt zum Teil daher, daß es für viele wegen Steifheit in der Schulterpartie sehr schwer ist, die Oberarme nahe genug zusammen zu bekommen. Wenn dann aufgefordert wird, die Arme im Abstand der Schulterbreite zusammenzuführen, dann geschieht es dadurch, daß die Ellenbogen gebeugt werden. — Der schlimmste Fehler — weil er im hohen Grad die günstige Wirkung der Übung verringert — ist der, daß die Arme nicht so weit rückwärts geführt werden, wie sie kommen können, sondern mehr oder weniger schräg vorwärts stehen. Dann wird die Brust nicht gehoben, und die starke Streckung, die die Schultern geschmeidig macht und den Rücken aufrichtet, geht verloren. Sagt man einem sonst genügend geschmeidigen Schüler, der diesen Fehler zeigt, daß er die Arme zurückführen solle, so wird er es oft in der Weise tun, daß er den Kopf mit vorgerecktem Kinn weit nach vorn, noch vor die Arme schiebt, und dann den Leib durch Hohlmachen der Lende gleichfalls nach vorn führt, die übliche Begleiterscheinung des Verschiebens des Kopfes. Die Brustwirbelsäule wird dann gekrümmt, anstatt daß sie aufgerichtet wird. Der Turner hat sich so Gegengewicht gegen die rückwärtsgeführten Arme in derselben Weise verschafft, wie es bei einem Armbeugen oder in ähnlichen Fällen geschehen kann, nämlich dadurch, daß man den Kopf und den Un=

terleib nach vorn bringt an Stelle der Brust. Wenn nur der Körper gut auf die Fußballen hinübergeführt wird und der Kopf fest zurückgehalten wird, kann man so stark arbeiten, wie man will, um die Arme rückwärts zu zwingen, ohne doch die richtige Stellung des Rückgrates zu verderben. — Man muß aber hier, wie so oft, wohl Fehler und mangelnde Fähigkeit unterscheiden; denn die Schultern sind bei vielen so steif, daß sie die Arme — von der Seite gesehen — nicht in die senkrechte Linie des Körpers hinausbringen können, wenn sie in dem Abstand der Schulterbreite gehalten werden sollen. Solche Schüler werden oft versuchen, die Arme in die senkrechte Stellung hinaufzubringen, indem sie den Körper in der Lende ein wenig rückwärts beugen und so den Unterleib vorlegen; dabei haben sie sich aber in eine ebenso unschöne wie schlechte und beschwerliche Stellung gebracht, und die Stellung der Arme zum Oberkörper ist doch ganz unverändert, trotzdem sie nun senkrecht stehen. Der Lehrer soll hier, wie bei anderen ähnlichen Fällen, lieber den kleineren Fehler dulden und den schädlicheren ausmerzen, also hier von der gleichlaufenden Haltung der Arme absehen. Wenn nämlich die Arme weiter auseinander gehalten werden dürfen, können sie weiter rückwärts geführt werden und dadurch auf die Brust mehr hebend und auf den Rücken aufrichtend wirken.

Aus der Armbeuge wird der Oberarm zur wagerechten Stellung gehoben vom Deltamuskel, dem langen Kopf des zweiköpfigen Armbeugers und dem Obergrätenmuskel. Der Ellenbogen wird gestreckt von dem dreiköpfigen Armstrecker und dem Ellenbogenhöckermuskel. Wenn der Oberarm aus der wagerechten in die lotrechte Stellung geführt werden soll, geschieht dies durch eine Drehung des Schulterblattes; dieses wird von Muskeln gedreht, die sozusagen an jeder der drei Ecken des Schulterblattes anfassen; der mittlere Teil des Kappenmuskels zieht an der äußeren oberen Ecke (dem Akromion), der untere Teil des Kappenmuskels an der inneren oberen (eigentlich an dem inneren Teil des Schulterkammes), und der untere Teil des Sägemuskels zieht an der unteren Ecke. Der Deltamuskel, beide Schultergrätenmuskeln und andere halten dabei den Oberarm so fest an das Schulterblatt, daß die beiden Knochen wie zusammengewachsen erscheinen, und der Oberarm muß also den Bewegungen des Schulterblattes folgen. Wie eng zusammen und wie weit rückwärts die Arme in der Hochhalte kommen können, hängt von der Fähigkeit der Muskeln, das Schulterblatt zu drehen, ab. Alle Turner können die Arme zur wagerechten Haltung führen größtenteils durch eine Bewegung in den Schultergelenken, hernach aber bedarf es auch der Beweglichkeit der Schulterblätter, um die Arme höher zu bringen. Was bei Menschen mit steifen Schultern die Beweglichkeit der Schulterblätter am meisten hemmt, ist die Verkürzung des kleinen und des großen Brustmuskels und des breiten Rückenmuskels. Beim Armstrecken aufwärts wird das Schultergelenk gehoben; das Schlüsselbein steht dann schräg aufwärts, seitwärts und besonders rückwärts; das trägt auch dazu bei, die Befestigung der genannten Muskeln von ihrem Ursprung zu entfernen; sie werden durch das Armstrecken aufwärts stark gedehnt. Dadurch, daß die Handflächen gegeneinander gedreht sind, wird der Oberarm etwas nach außen gedreht (rotiert); das trägt auch ein wenig dazu bei, den großen Brustmuskel zu dehnen, da sein Ansatz dadurch weiter rückwärts kommt.

Wenn der aufwärtsgestreckte Arm wieder in die Armbeuge hinuntergeführt werden soll, muß dies schneller geschehen, als die Schwere es ausführen kann; er wird deshalb durch Muskelwirksamkeit hintergezogen. Das Schulterblatt wird zurückgedreht von dem kleinen Brustmuskel und dem Rautenmuskel; aber kräftiger als diese beiden Muskel wirken doch der große Brustmuskel und der breite Rückenmuskel, außerdem auch, wenn das Schulterblatt befestigt ist, der hintere Teil des Deltamuskels, der kleine runde Muskel, der lange Kopf des dreiköpfigen Armstreckers, der große runde Muskel und der Einwärtsdreher des Oberarmes.

Armstrecken seitwärts aus der Beugehalte. Die Hände sollen gleich am Anfang des Armstreckens so gedreht werden, daß die Finger von den Schultern hinwegzeigen, damit sie in gerader Linie ohne Schwung hinausgestoßen werden können zur Seithalte in genauer Schulterhöhe. Man muß sich bemühen, die Arme so weit rückwärts wie möglich zu halten, um den oberen Teil des großen Brustmuskels zu strecken, der sonst, wenn er verkürzt ist, die Schultern vorwärts zieht. Doch trifft man auch einzelne sehr geschmeidige Turner, die die Arme zu weit rückwärts führen können. Die Arme dürfen aber nicht so rückwärts geführt werden, daß die Stellung der Schultern verändert wird (daß sie sich aufwärts schieben oder sich schräg stellen), und daß der Kopf vorwärts kommt. — Wenn die Arme in die Armbeuge zurück sollen, müssen die Hände nach oben gedreht werden, damit sie hier ohne Schwung auf dem kürzesten Weg wieder zurückgezogen werden können. Bei dem starken Rückwärtsführen der Arme muß man, wie beim Armstrecken aufwärts, den Körper etwas vornüber senken und den Kopf fest zurückhalten, um zu vermeiden, daß er vorwärts fällt und die Lende geknickt wird. Beim gewöhnlichen Armstrecken seitwärts ist die Handfläche nach unten gekehrt. Die Übung kann auch so ausgeführt werden, daß die Handfläche nach oben gekehrt ist. Der Unterschied ist der, daß im letzteren Fall der Oberarm ca. 90° nach außen gedreht wird; die Schulter wird dann kräftiger zurückgezogen und der Brustmuskel wird mehr gestreckt, als wenn die Handfläche nach unten gekehrt ist; dadurch wird die Brust gehoben. Langsam ausgeführt ist diese Art des Armstreckens seitwärts eine gute Atmungsübung.

Der Arm wird zur wagerechten Haltung hinausgeführt durch den Deltamuskel, den langen Kopf des zweiköpfigen Armbeugers und den Obergrätenmuskel. Der Ellenbogen wird gestreckt von dem dreiköpfigen Armstrecker und Ellenbogenhöckermuskel. Die Arme werden rückwärts geführt von der hinteren Portion des Deltamuskels und dem Untergrätenmuskel, indem gleichzeitig der Kappenmuskel und der Rautenmuskel das Schulterblatt zurückziehen und befestigen.

Armstrecken vorwärts aus der Beugehalte. Die Arme müssen, gerade vorwärts gestreckt, in Schulterhöhe gehalten werden und in dem Abstand der Schulterbreite; die Handflächen werden gegeneinander gedreht. Die Arme können und sollen kräftig vorwärts gestoßen werden; das muß aber geschehen, ohne daß die Schulterblätter mitfolgen oder gehoben werden; sie müssen ihre zurückgezogene und gesenkte Stellung behalten[1]). Dieses ist für Anfänger ziemlich schwierig, solange sie nicht durch andere Übungen gelernt haben, die Schulterblätter zu befestigen. Armstrecken seitwärts und aufwärts muß deshalb

---

1) **Anmerkung des Herausgebers.** Zu vergleichen wären hier die zur Veranschaulichung richtiger und falscher Armhaltungen nach photographischen Aufnahmen hergestellten Bilder 21—32 in meinem Buche „Atmung und Haltung" (B. G. Teubners Verlag in Leipzig).

eine Zeitlang geübt werden, bevor man das Armstrecken vorwärts vornimmt. — Armführen vorwärts ist eine gute Einleitung zu diesem Armstrecken, da es viel leichter ist, die Schulterblätter gut zurückgezogen zu halten beim langsamen Armführen als beim schnellen Strecken. Außer dem Armführen vorwärts kann man auch die Einleitung zum Armstrecken vorwärts so machen, daß nach dem Armführen ein Armbeugen und ein Armstrecken seitwärts gemacht wird. Es ist wohl wert zu bemerken, daß man beim Armbeugen aus der Vorhalte besser als bei irgendeinem anderen Armbeugen die Hände gut zurück neben die Schultern bekommen kann, weil die Richtung der Bewegung günstig ist.

Der Oberarm wird gehoben von dem Deltamuskel und dem Obergrätenmuskel; er wird vorwärts geführt von der vorderen Portion des Deltamuskels, dem großen Brustmuskel und dem Rabenschnabelarm-(haken-)muskel. Die Schulterblätter werden zurückgehalten von dem Kappenmuskel und dem Rautenmuskel.

Armschwingen. Diese Übung ist in besonderem Grad eine Gelenkbewegung, indem die Bänder und Muskeln um das Schultergelenk und Schulterblatt herum, die den Schwung aufhalten sollen, stark gedehnt werden, um so stärker, je größer und schneller der Schwung ist. Die Arme sollen während des Schwingens stets im Abstand der Schulterbreite gehalten werden. Es ist ein gewöhnlicher Fehler, daß sie im Schwingen vor dem Körper getrennt werden. Damit die Schüler sich dieses abgewöhnen, kann man sie die Bewegung einige Male langsam ausführen lassen, indem man sie auf den richtigen Weg für die Arme aufmerksam macht.

Beim Armschwingen vorwärts-abwärts-rückwärts aus der aufwärts gestreckten Haltung der Arme will der Körper gern mitfolgen und sich vornüberbeugen, wenn die Arme rückwärts gehen, wie sich auch die Schulter gern heben will. Das wird dadurch verhindert, daß man den Rücken besonders gut streckt, die Brust vorschiebt und den Kopf ein wenig rückwärts führt. Beim Schwingen aufwärts hingegen will sich die Lende gern beugen und der Kopf will vorwärts fallen. Diesem entgeht man dadurch, daß der Körper ein wenig vorwärts geneigt wird wenn

Armschwingen 41

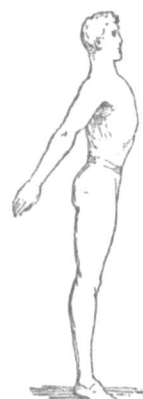

17.

der Schwung aufhört; der Unterleib und der Kopf werden gut zurück gehalten.

Armschwingen vorwärts aus der Hochhalte ist kürzeres und deshalb weniger kräftiges Schwingen. Wenn die Bewegung aufhört, werden die Schultern oft zu weit vorwärts gezogen, wie sich auch der Körper nach vorn neigen will. Beides muß verhindert werden.

Armschwingen kann auch aus der Vorsenthalte ausgeführt werden; dann wird die Übung zugleich eine gute Rückenübung. Der Körper muß nach unten gedrückt werden, wenn der Schwung der Arme nach oben geht, und er muß kräftig gestreckt sein mit aufgerichtetem Kopf, wenn der Schwung rückwärts geht; sonst wird der Körper aus seiner richtigen Stellung herausgebracht, wie beim Armschwingen aus der Grundstellung. — Da die Arme auch beim Armschwingen vorwärts aus dem Rumpfsenken vorwärts in der wagerechten Haltung anhalten müssen, wird dieser Schwung ganz kurz, er wird ausgeführt durch einen energischen Ruck. — Die Schwierigkeit, die aufwärts gestreckten Arme gut rückwärts zu führen, überwindet man leichter durch ein Armschwingen aufwärts als durch ein Armstrecken.

Die Bewegung der Arme aufwärts aus der Halte rückwärts wird begonnen von der vorderen Portion des Deltamuskels, dem Schlüsselbeinteil des großen Brustmuskels und dem kurzen Kopf des zweiköpfigen Armbeugers. Wenn die Arme in die wagerechte Haltung gekommen sind, greifen der Kappenmuskel und der Sägemuskel zu und drehen das Schulterblatt unter gleichzeitig dauernder Kontraktion des Deltamuskels, so daß der Arm der Drehung des Schulterblattes folgen kann. Der Schwung aufwärts wird gehemmt von dem großen und dem kleinen Brustmuskel, dem breiten Rückenmuskel, dem Rautenmuskel und dem Schlüsselbeinmuskel. Der Schwung abwärts-rückwärts wird ausgeführt von dem rautenförmigen Muskel und dem kleinen Brustmuskel, der das Schulterblatt zurückdreht; darnach von dem großen Brustmuskel, dem breiten Rückenmuskel, dem Einwärtsdreher des Oberarmes, dem großen und dem kleinen rundlichen Muskel und der hinteren Portion des Deltamuskels. Der Schwung abwärts-rückwärts wird ge=

hemmt durch die Schulterhöhe (Akromion) und die Bänder des Schulter=
gelenkes, wenn das Schulterblatt gesenkt und zurückgezogen gehalten
wird; ferner von der vorderen Portion des Deltamuskels, dem kurzen
Kopf des zweiköpfigen Armbeugers, dem oberen Teil des großen Brust=
muskels. Die Arme werden in der richtigen Entfernung voneinander
erhalten, einmal durch den großen Brustmuskel, der dafür sorgt, daß
sie nicht zu weit seitwärts gehen, und zweitens durch den hinteren Teil
des Deltamuskels, der dafür sorgt, daß sie nicht zu weit nach innen
gehen.

Armschlagen. Die Schlaghalte wird am leichtesten eingeübt aus
der Stellung mit seitwärts gehobenen Armen
(Seithalte); ist diese richtig eingenommen, dann ist nämlich weiter
nichts zu tun, als den Unterarm in wagerechter Ebene vorwärts
zu beugen, so weit, wie es der Ellenbogen erlaubt, indem der
Oberarm beständig gut zurückgeführt und in Schulterhöhe ge=
halten wird. Die Hände müssen vor der Mitte des Schulter=
gelenkes liegen, nicht in der Höhe des oberen Schulterrandes; wenn
die Oberarme gut rückwärts geführt sind, können die Hände die
Brust nicht erreichen. Die Handfläche soll gerade nach unten ge=
halten werden; viele wollen sie gern mit dem kleinen Finger
schräg nach oben drehen.

Beim Armschlagen seitwärts sollen die Hände wagerecht
auswärts geführt werden. Es ist sehr schwierig, die Schüler dazu
zu bringen; teils wollen die Oberarme sich während des Schlagens
nach außen drehen (rotieren) auf Grund der Muskelwirkung, und
teils können die Arme desto weiter rückwärts kommen, je schräger
abwärts das Schlagen fällt. In diesem Falle verliert die Übung
im hohen Maße die Fähigkeit, gerade die Muskeln und Bänder
zu strecken, die die Schultern daran hindern, zurückzukommen, und
außerdem wird der Körper, namentlich der Kopf, nach vorn ge=
zogen, und der Rücken rundet sich bei solchem schrägen Schlagen. —
Ist es den Schülern zum Bewußtsein gekommen, daß sich die Hände
nach dem Armschlagen in Schulterhöhe befinden sollen, so kann
dieses doch noch verkehrt ausgeführt werden und etwas von seiner
Wirkung verlieren, wenn die Hände in einem Bogen aufwärts,
seitwärts und abwärts gehen; sie werden dann wohl in Schulter=
höhe anhalten, aber so, daß die Arme und Schultern nicht zurück

geführt werden. Dieser Fehler hat seinen Grund darin, daß die Handfläche in der Armschlaghaltung die Kleinfingerseite schräg nach oben kehrt und daß die Hände höher gehalten werden als die Ellenbogen. Der Lehrer muß also vor dem Schlagen nach= sehen, ob die Ellenbogen genügend gehoben sind und ob die Hände nicht zu hoch stehen. Wenn die Arme kräftig nach außen geschwungen werden, will der Kopf gern vorwärts nicken und die Lende will sich beugen; das verhindert man dadurch, daß man den Körper ein wenig vorwärts senkt, die Brust vorwärts= und den Kopf zurückschiebt.

Beim Armschlagen nach innen wollen die Unterarme gern die Oberarme vorwärts ziehen, was man daran sehen und hören kann, daß die Hände gegen die Brust schlagen. Sie sollen vielmehr so gegen die Oberarme gebeugt werden, daß diese dadurch einen Druck rückwärts bekommen.

Das Armschlagen ist wie das Armschwingen im wesentlichen eine Gelenkbewegung. Das Schlagen wird nicht durch den aktiven Widerstand der Muskeln gehemmt, sondern dadurch, daß sie so= wohl als auch die Gelenkbänder sich nicht weiter strecken lassen. Von den Muskeln ist es besonders der obere wagerechte Teil des großen Brustmuskels, der gestreckt wird. Die Übung kann also dazu bei= tragen, vorgeschobene Schultern an ihren Platz zurückzubringen.
— Da das Armschlagen weniger anregend auf die Herztätigkeit wirkt als das Armstrecken, eignet es sich besser als dieses dazu, bei den abschließenden Übungen der Turnstunde gebraucht zu werden.

Beim Armschlagen seitwärts wird der Ellenbogen gestreckt von dem dreiköpfigen Armstrecker und dem Ellenbogenhöckermuskel. Beim Strecken des Armes wird er ebenso stark vorwärts gezogen im Ober= arm als rückwärts im Unterarm. Die Muskeln, die den Oberarm rück= wärts halten, der hintere Teil des Deltamuskels, der Untergrätenmuskel und der kleine runde Muskel, müssen deshalb beim Schlagen kräftiger wirken. Sie sind zugleich die Auswärtsdreher des Armes. Da sie schon in der Armschlaghalte die Hand heben wollen durch Drehung des Ober= armes, wollen sie das natürlich noch mehr während des Schlagens tun auf Grund ihrer vergrößerten Arbeit, und hier ist die Erklärung dafür, daß es so schwierig ist, das Schrägabwärtsschlagen zu verhindern. Es glückt nur, wenn man die Einwärtsdreher, den breitesten Rückenmuskel und den großen runden Muskel, hinlänglich als Gegenmuskeln arbeiten läßt. Da der große Brustmuskel und die Gelenkbänder der Schulter beim Schwunge stark gedehnt werden, werden sie versuchen, den Oberarm wieder etwas vorwärts zu führen, wenn dieses nicht von dem Kappen-, dem Rautenmuskel und dem hinteren Teile des Deltamuskels verhindert wird.

V. Spannbeugungen.

Spannbeugen. Eine Spannbeuge und ein Rumpfbeugen rückwärts sehen einander auffallend ähnlich; einen Teil haben sie auch gemeinsam; aber richtig besehen, ist ein bedeutender Unterschied zwischen beiden. Bei einem freistehenden Rumpfbeugen rückwärts muß der Schwerpunkt die Füße treffen, je mehr also der Oberkörper rückwärts geht, desto mehr muß der Unterkörper vorwärts gehen. Das sieht man an den Beinen, welche schräg unter dem Körper stehen. Um in eine richtige spannbeugende Stellung zu kommen, muß man sich dagegen so rückwärts beugen, daß die Schwerpunktlinie den Boden hinter den Füßen trifft; man muß also, nachdem man ein kleines Rumpfbeugen rückwärts gemacht hat (oder richtiger den Anfang dazu: ein starkes Strecken rückwärts in Verbindung mit tiefem Einatmen), gegen die Sprossen fallen. Der Lehrer kann leicht an der Stellung der Beine sehen, ob dieser Fall gemacht worden ist; entweder stehen die Beine schräg von der Sprossenwand ab, und der Schüler hat diese durch ein gewöhnliches Rumpfbeugen rückwärts erreicht und stützt sich nur ganz lose daran; oder die Beine stehen mehr oder weniger schräg gegen die Sprossenwand; er hat sich dann gegen diese fallen lassen und ist genötigt, sich gegen sie zu stützen, um sich in der Stellung aufrechthalten zu können. Man kann sich auch in anderer Weise davon überzeugen, daß ein Unterschied vorhanden ist. Bei einem Rumpfbeugen rückwärts wird der Oberkörper allein von den Bauchmuskeln getragen; der Brustkasten ist durch ihren Zug abwärts befestigt, so daß es einem schwer wird zu atmen, und versucht man zu reden, so kann es nur mit Schwierigkeit geschehen. Im Spannbeugen atmet man dagegen ziemlich frei, und es fällt einem leicht, zu sprechen. Dieser Unterschied zeigt, daß die Arbeit, den Körper zu tragen, von den Bauchmuskeln auf die Rückenmuskeln übertragen ist.

Spannbeugen 45

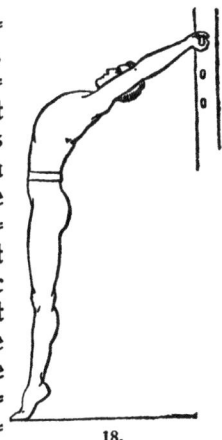

Ein Spannbeugen ist sozusagen ausschließlich eine Haltungsübung, d. h. eine Übung, die darauf hinarbeitet, dem Rückgrat die richtige Form und Stellung zu geben. Das tut sie dadurch, daß sie den Teil des Rückgrates angreift, der schwerlich durch andere Übungen kräftig bearbeitet werden kann, nämlich die Brustwirbelsäule. Wie der Kopf den beweglichen Hals unter sich hat, so hat die Brust unter sich die bewegliche Lende. Soll der Oberkörper in irgendeine Richtung geführt werden, so ist gleich die Lende bereit, die ganze Bewegung zu machen, während die Brustwirbelsäule unbeweglich verbleibt. Dieser steife und verhältnismäßig wenig muskulöse Abschnitt des Rückgrates entzieht sich so

18.

der Einwirkung, was um so ungünstiger ist, als es oft seine Steifheit und Gekrümmtheit ist, die das wesentlichste Hindernis für ein gute Haltung bildet. Es sind also Übungen erforderlich, die besonders auf die Brustwirbelsäule wirken, und die vornehmste davon ist die Spannbeuge. Bei dieser wird nämlich die Brustwirbelsäule gezwungen, sich mehr zu strecken, als bei irgendeiner anderen Übung, ja, falls sie ihre normale Biegsamkeit besitzt, kann sie dabei so ausgespannt werden, daß sie einen Bogen vorwärts bildet und nicht wie sonst rückwärts. Das wird dadurch erreicht, daß einmal die darüber liegenden, vornehmlich aber die unter der Brustwirbelsäule liegenden Teile so gestreckt und unbeweglich wie möglich gehalten werden. Dadurch wird die Beugung, die der Körper ausführen muß, um Platz zu bekommen zwischen der Sprosse, die von den Händen gefaßt wird, und dem Boden, auf dem die Füße stehen, gezwungen, in so hohem Grad wie irgend möglich in der Brustwirbelsäule zu liegen.

Das, was bei einer Spannbeuge über der Brustwirbelsäule liegt, sind teils die Arme und teils die Halswirbelsäule. Die Arme müssen in der aufwärts gestreckten Haltung so weit wie möglich rückwärts geführt werden. Das ist die erste Bedingung dafür, daß die Übung überhaupt ein Spannbeugen werden kann. Geben die Arme nach, so verschwindet sogleich der ganze Bogen, in dem der Körper vorwärts gespannt werden sollte; es ist, als ob der Bogen an einer Stelle einen Knick bekommen hätte, der es unmöglich macht, daß er gespannt werden kann. Die Arme genügend rückwärts zu bekommen, ist ungefähr der schwerste Punkt, der beim ganzen Spannbeugen zu l rnen ist. Es ist schon beim gewöhnlichen Aufwärtsstrecken schwer genug, die Arme genügend rückwärts zu bekommen, wo sie doch nur mit ihrem eigenen Gewicht arbeiten und nur den Zug der Brustmuskeln vorwärts zu überwinden haben; denn die Muskeln, die hier wirken sollen, sind vom täglichen Leben sozusagen nie gewohnt, in so starker Verkürzung zu arbeiten; obschon sonst kräftige Muskeln, haben sie hier nur eine geringe Kraft; jeder weiß, wie schwer sich die Arme anfühlen, wenn sie bei einem Rumpfsenken vorwärts gut rückwärts gehalten werden sollen. Bei einem Spannbeugen nun sollen die Muskeln unter diesen schwierigen Arbeitsverhältnissen sogar einen Teil von dem Gewicht des Oberkörpers tragen. Es nimmt Zeit in Anspruch, sie darauf einzuüben, und unter anderm ist es aus diesem Grund notwendig, mit den sogenannten hohen Spannbeugen anzufangen und sich lange an diese zu halten, denn hierbei ruht das Gewicht des Oberkörpers nur in geringem Grad auf den Armen. — Die Arme können nicht kräftig rückwärts geführt werden, ohne daß die Schulterblätter, wenn auch gedreht, stark gegeneinander gezogen werden, und ohne daß die Rippen von den gestreckten Muskeln gehoben werden. Beides trägt dazu bei, daß die B ustwirbelsäule in rechter Weise rückwärts gebogen (d. h. aufgerichtet) wird. — Die Haltung des Halses ist hier wie auch sonst von Wichtigkeit. Wenn Kopf und Hals vorgezogen sind, werden die oberen Brustwirbel auch vorwärts gezogen werden; wird aber das Kinn eingezogen und der Kopf gut zurückgeschoben, so trägt das dazu bei, die Brustwirbelsäule zu strecken, weil die Halswirbel die oberen Brustwirbel mit rückwärtsziehen. Ein gutes Zeichen, an dem der Lehrer erkennen kann, ob der Kopf richtig sitzt, ist es, daß man, von der Seite gesehen, nur wenig vom Gesicht vor den Armen sehen kann, gleichviel aber von der Stirn und vom Kinn; doch ist es ein weit kleinerer Fehler, daß der Kopf rückwärts geworfen, als daß er zu weit vorwärts gehalten wird. Es ist sogar zu empfehlen, daß man

Anfänger, besonders Kinder, den Kopf so weit rückwärts beugen läßt, daß sie die höchste Sprosse sehen können.

Von den Teilen, die unter der Brustwirbelsäule liegen, müssen wir uns besonders die Stellung der Lende, des Beckens und der Beine merken. Wie gewöhnlich fällt es auch hier am leichtesten, das Beugen in der Lende geschehen zu lassen; je mehr aber die Lende gebeugt ist, desto geringeres Beugen (eigentlich: Strecken) bleibt für die Brustwirbelsäule zurück, und umgekehrt, je mehr die Lende gestreckt wird, desto mehr beugt sich die Brustwirbelsäule. Das einzige, was wir hier wie immer tun können, um die Lende zu strecken, ist das Zusammenziehen der Bauchmuskeln. Sie müssen also etwas arbeiten auch bei einem Spannbeugen. Ihr Ursprung an den Rippen ist in diesem Fall ihr fester Punkt, da die Rippen in der gehobenen Stellung im wesentlichen von den gestreckten Brustmuskeln befestigt sind, die aufwärts ziehen. Es wird dann die Befestigung der Bauchmuskeln an dem vorderen Teil des Beckengürtels durch ihr Zusammenziehen gehoben, d. h. das Becken wird gedreht, so daß sein Neigungswinkel verringert wird. Wie schon bekannt, folgt daraus, daß die Lende gestreckt wird.

Es ist glücklicherweise keine große Arbeit, die die Bauchmuskeln auszuführen haben; wenn sie das wäre, würde ihr dementsprechender starker Zug abwärts in den Rippen das Rückwärtsbeugen der Brustwirbelsäule verhindern.

Während bei einem freistehenden Rumpfbeugen rückwärts das Becken (der Unterleib) des Gleichgewichts wegen vorwärts gehen muß, gilt es im Spannbeugen, es zurückzuhalten; denn je mehr es vorwärts geht, desto mehr muß die Lende gebeugt werden und desto mehr schräg von der Sprossenwand hinaus müssen die Beine stehen, und dadurch geht die Spannung in der Übung verloren. Das Becken muß so stehen, daß die Lende so weit wie möglich in der Verlängerung der Beine steht. Es wird zurückgehalten durch eine kleine Beugung in den Hüftgelenken. Die Bauchmuskeln und die Hüftgelenkbeuger wirken hier, wie sonst oft, zusammen, um die Lende zu strecken. — Wenn so alles sowohl über als unter der Brustwirbelsäule darauf eingerichtet wird, in ihr ein Beugen rückwärts hervorzubringen und dazu die ihr eigenen Rückenstrecker auch mithelfen, dann muß sie so stark gestreckt werden, wie es ihr

Spannbeugungen

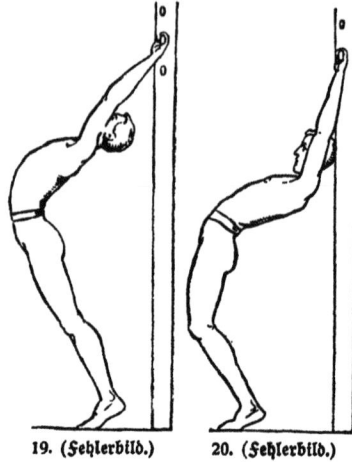

19. (Fehlerbild.)   20. (Fehlerbild.)

Bau und ihre Gelenkbänder erlauben, und ihre Beweglichkeit wird sich dadurch nach und nach vergrößern.

Es werden beim Spannbeugen viele Fehler gemacht. Wir nennen sie hier in der Reihenfolge von oben. Die Hände fassen die Sprosse lose mit den Fingerspitzen, anstatt daß sie diese fest umgreifen, so daß die ganze Handfläche dagegen liegt. — Das Handgelenk wird abwärts gesenkt; das ist ein Zeichen, daß der Oberkörper in den Armen hängt und nicht durch diese von der Sprossenwand abgestemmt wird; es ist also ein sehr schlimmer Fehler, der die Übung halbwegs zu einer Hebeübung macht, dem Gegensatz der Spannbeuge. Die Handgelenke können auch zu viel gehoben werden, dadurch, daß die Hand rückwärts gebogen wird. Die Fassung wird dadurch freilich etwas lose, aber die Arme müssen den Körper vorwärts schieben, damit die Handgelenke in diese Haltung hineinkommen; dieser Fehler schadet also viel weniger als der vorhergehende; man kann ihn sogar von Anfängern machen lassen, um dem andern zu entgehen. Die Hand hat ihre richtige Stellung, wenn sie in der Verlängerung des Unterarms liegt; sie faßt dann am kräftigsten und gibt dem Arm die besten Bedingungen, um den Körper in einem guten Spannbeugen vorwärts zu schieben. — Die Ellenbogen können etwas gebeugt gehalten werden, was natürlich ein Zeichen davon ist, daß die Arme nicht so arbeiten, wie sie müssen. — Einer der schlimmsten Fehler ist, wie schon angedeutet, der, daß die Arme nicht gestreckt und nicht in der Verlängerung von dem Bogen des Körpers rückwärts gehalten werden, sondern etwas vorwärts fallen, also anfangen, von der aufwärtsgestreckten in die vorwärtsgestreckte Haltung überzugehen (nicht durch Bewegung im Schultergelenk, sondern dadurch, daß das

Erschwerung der Spannbeuge 49

Schulterblatt sich etwas zurückdreht). Dieser Fehler führt es mit sich, daß der Oberkörper abwärts fällt und die Brust gesenkt wird; zugleich kommt dabei der Kopf gern vorwärts. — Es ist wie gesagt, ein weit geringerer Fehler, daß der Kopf zu weit rückwärts fällt. — Da eine zu große Beugung der Lende die Brustwirbelsäule hindert, sich stark genug aufzurichten, ist das auch ein sehr wesentlicher Fehler; er findet sich immer, wo das Becken vorwärts geschoben ist und die Füße zu nahe an der Sprossenwand sind, so daß die Beine schräg von dieser abstehen. — Das Becken kann auch zu weit gegen die Sprossen hin geführt werden durch eine zu große Beugung in den Hüftgelenken; dieser Fehler findet sich nur bei sehr geschmeidigen Schülern und schadet nicht so viel wie der entgegengesetzte. — Ein Beugen der Knie ist ein Fehler, der sich nur bei Anfängern findet und der verhältnismäßig leicht zu berichtigen ist.

Wird ein Fersenheben gemacht, so wird dadurch der Körper länger; da er ständig zwischen denselben zwei Punkten gespannt steht, muß an einer Stelle die Beugung vergrößert werden; der Bogen muß mehr gespannt werden; wenn es nun, wie es sein soll, die Brustsäule ist, die mehr gespannt wird, wird die Wirkung des Spannbeugens verstärkt. Wenn dagegen durch das Fersenheben das Becken vorgeschoben wird, wird die Beugung in der Lende vergrößert und die Spannung der Brustwirbelsäule verkleinert.

Durch Knieheben und hohes Beinheben vorwärts soll erreicht werden, daß die Lende noch mehr ausgestreckt wird. Die Arbeit der Arme, den Körper in der richtigen Stellung zu halten, wird dadurch bedeutend vergrößert, sowohl wenn das Knie als auch wenn das Bein gehoben wird, — dadurch wird nämlich der Zug der Bauchmuskeln abwärts in dem Brustkasten größer, — und namentlich wenn das Gleichgewicht schwierig gemacht wird, so z. B. wenn man nur auf einem Bein steht. Diese Zulagen zu der Spannbeuge sollen deshalb nicht genommen werden, bevor die Schüler gelernt haben, die Arme besonders gut zu gebrauchen. Die Folge davon wird sonst die, daß das Spannbeugen an Wert verliert statt zu gewinnen.

Will man ein Armbeugen ausführen, so muß der Abstand von der Sprossenwand 3—4 Fußlängen betragen, und das Rumpf-

Spannbeugungen

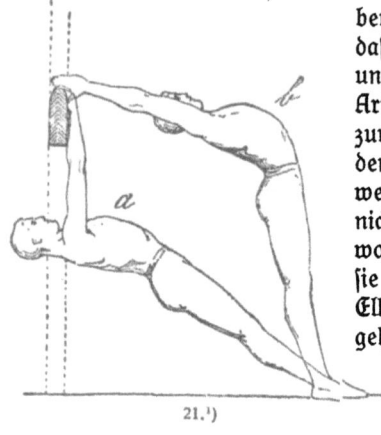

21.¹)

beugen rückwärts soll so groß sein, daß die Hände eine Sprosse fassen, ungefähr in Höhe der Hüften. Beim Armbeugen sollen die Ellenbogen zur Seite und abwärts geführt werden, damit die Brust oben gehalten werden kann. Die Schultern dürfen nicht unter die Hände hinabsinken, wozu sie sehr geneigt sind und was sie auch wirklich tun, sobald die Ellenbogen aufwärts und vorwärts gehen.

Am Querbalken (Reck) kann in folgender Weise aus dem **Hangstand** ein gutes Spannbeugen gemacht werden. Der Balken wird in Kopfhöhe gestellt (später tiefer). Man faßt ihn mit Untergriff und wirft die Füße zum Hangstand (21 a). Es ist am leichtesten, die Füße gegrätscht zu halten. Dadurch, daß man die Arme aus der Vorhalte, in der sie im Hangstand waren, in die Hochhalte führt, wird der Körper zu einer Spannbeuge emporgehoben. Die Hände werden im Griff gelöst, so daß die Daumenseite gegen den Balken gestützt ist (21 b). Aus dieser Stellung läßt man den Körper wieder in den Hangstand zurückfallen. Wenn die Übung einige Male wiederholt worden ist, wird der Körper durch einen kräftigen Schwung durch die Spannbeuge zur Grundstellung mit Hochhalte aufgerichtet. — Die Ausgangsstellung für diese Übung erlangt

---

1) Anmerkung des Herausgebers. Zu den Bildern 21 und 24, in denen der Handstand vorlings so abgebildet ist, daß der Fuß äußerst gestreckt ist und mit ganzer Sohle den Boden berührt, muß ich bemerken, daß wir in der deutschen Turnschule den Fuß leicht gebeugt halten und nur die Fersen dem Boden aufruhen lassen. Einmal wollen wir die krampfhafte Überstreckung des Fußes grundsätzlich vermeiden, und zweitens führt bei tiefen Hangständen der Umstand, daß der normale Fuß nicht über etwa 170° hinaus gestreckt werden kann, zu der Nötigung, das Knie zu beugen, wenn man verlangt, daß die Fußfläche ganz auf dem Boden steht. M.

Spannbeugen aus dem Winkelhangstand 51

man auch dadurch, daß man aus dem Stütz einen Abschwung vorwärts macht. — Das gute bei diesem Spannbeugen ist, daß die Arme kräftig rückwärts geführt werden müssen, um den Körper zu heben; es ist nicht möglich, auf halbem Wege innezuhalten; und niemand kann es unterlassen, Kraft in die Übung hineinzulegen und sie in richtiger Weise zu gebrauchen.

Die Spannbeugen aus dem Hangstand erreichen die höchste Wirkung bei ihrer Ausführung aus dem **Winkelhangstand rücklings** an der Sprossenwand, wie sie unser Titelbild in der Ausgangs- und Endstellung darstellt.

Nach Aufstellung mit dem Rücken gegen die Sprossenwand fassen die Schüler eine Sprosse in Kopfhöhe (später auch tiefer, in Nacken- und Schulterhöhe). Durch Beugen der Knie senkt sich der Körper so tief, daß die Arme gestreckt werden; dann werden die Füße entweder geschlossen oder gegrätscht vorwärts geführt, die Knie gestreckt, das Kreuz wird fest gegen die Sprossen gedrückt. Aus dieser Stellung (Winkelhangstand) erfolgt die Erhebung zur Spannbeuge, nachher die Senkung in sie zurück. Diese Übungsform bietet mehrere Vorteile: Jeder Übende kann in der für ihn angemessenen Höhe die Sprosse fassen und durch den von vornherein festen Griff am Gerät sich mit voller Kraft in die richtige Stellung hinaufschwingen. Außerdem hat diese Spannbeuge sowohl für die Schüler wie auch für den Lehrer den Vorteil, daß sie leicht zu erlernen ist; denn der Abstand der Füße von der Wand ergibt sich von selbst, je nach der Fassung der Hände. Wenn im Winkelhangstand Arme und Beine gestreckt sind und das Kreuz die Sprossen berührt, so befinden sich die Füße im richtigen Abstand von der Wand. Für jede Sprosse, die tiefer gefaßt wird, gleiten die Füße ein dazu passendes Stück nach vorn. Der einzige Fehler, der vielleicht möglich wäre, ist der, daß die Füße im Augenblick des Emporschwingens näher an die Wand gezogen werden, doch dieser Fehler ist leicht zu vermeiden. Daher ist die Ausführung aus dem Winkelhangstand die beste und wirksamste Art der Spannbeugen.

Sie fordert nämlich auch von den Muskeln, die das Schulterblatt einwärts drehen, so besonders von dem mittleren Teil des Kappenmuskels durch dessen ihm mögliche größte Verkürzung

4*

eine bedeutende Kraft. Für die richtige Stellung der Schultern hat die eben erwähnte Verkürzung große Bedeutung, denn dieser Muskel ist es, der die Schulterblätter trägt und sie in der aufrechten Stellung an ihrem richtigen Platz zurückhält, so daß sie und dazu das Gewicht der Arme (nebst der Last, die man etwa in den Händen trägt) einen lotrechten Zug nach unten in dem Muskelursprung an der Wirbelsäule (an den drei bis vier unteren Halswirbeln und den Dornfortsätzen der drei oberen Brustwirbel) ausüben, und nicht schräg vorwärts ziehen, wie es bei der Rundung des Rückens und dem Vorfallen der Schultern geschieht. Gerade dieser ständige Zug vorwärts, der durch Schultern, Arme und Traglast in den Händen an den unteren Hals- und oberen Brustwirbeln durch den mittleren Teil des Kappenmuskels hervorgerufen wird, trägt am meisten dazu bei, das Vorhängen des Kopfes und das Runden des Rückens zu erzeugen. Da nun die Spannbeuge mehr als jede andere Übung die Fähigkeit besitzt, diesen tragenden und die Schultern zurückhaltenden Muskel zu verkürzen und gleichzeitig die gegensinnigen Muskeln, die die Schultern nach vorn ziehen (den großen und kleinen Brustmuskel), zu dehnen, so ist die Spannbeuge dadurch als die Übung erwiesen, die die Schulterhaltung am besten berichtigt. Wenn man dann noch erkennt, daß sie die Wirbelsäule ausrichtet und den Brustkorb, besonders dessen oberen Teil, hebt, dann sieht man ein, welch eine wichtige Haltungsübung sie ist.

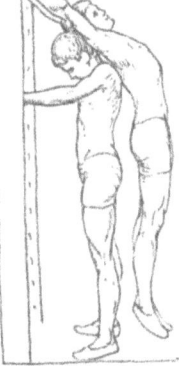

22.

Sind nun die Brustmuskeln zu kurz, so hindern sie die Zurückführung der Arme und die Streckung der Brustwirbelsäule bei der Einnahme der Spannbeugestellung. Deshalb empfiehlt es sich, die aktiven Spannbeugen durch die **passiven** vorzubereiten.

Die beste passive Spannbeuge ist die aus der Spannbeugestellung rücklings mit Helfer. Sie kann ausgeführt werden wie Figur 22 es zeigt.

Die Übenden fassen eine Sprosse etwas über Kopfhöhe, und die Zweiten treten als Helfer unter die Ersten, mit dem Gesicht gegen

Passive Spannbeugen 53

die Sprossenwand; sie setzen ihren gekrümmten Rücken gegen den der Turner, ungefähr an den unteren Teil der Schulterblätter, so daß die Hauptkrümmung der Brustwirbelsäule bei beiden gegeneinander gedrückt wird (Buckel gegen Buckel). Die Helfer heben nun schräg auswärts=aufwärts; durch das Gewicht des Unterkörpers und der Beine wird sich die Brustkrümmung der Turner über dem runden Rücken der Helfer so weit wie möglich ausgleichen, und ihre Brustmuskeln werden gedehnt. Anfangs müssen die Helfer vorsichtig und langsam heben, weil ein zu starkes und plötzliches Heben eine so ungewöhnliche und starke Streckung hervorrufen kann, daß es weh tut und die Turner daher die Sprosse loslassen. Ferner dürfen die Zweier nicht zu weit aufwärts heben, weil die Einser dann leicht die Arme beugen und die Spannung verloren geht; auch nicht zu weit auswärts, weil dann der Rücken der Helfer abwärts gleitet, also von dem Teil des Rückens der Übenden hinweg, der gerichtet werden soll. Endlich ist es von Bedeutung, daß die Stützenden ihren Unterkörper soweit vorwärts ziehen, daß die Hängenden durchaus nicht in der Lende oder dem Kreuz unterstützt werden; es darf nur der Buckel, also die Hauptkrümmung der Brustwirbelsäule, gestützt werden.

Die passive Spannbeuge auf dem Rücken eines Helfers kann auch ohne Gerät im freien Stand ausgeführt werden. Beide Turner stehen Rücken gegen Rücken. Der Übende macht mit Hochhalte der Arme hohes Rückbeugen, der Helfer erfaßt dessen Handgelenke, bringt sich durch eine leichte Kniebeuge in die richtige Stellung unter den Übenden und hebt diesen so, daß „Buckel gegen Buckel" kommt und der des Getragenen gestreckt wird. Auch hier darf keineswegs eine Unterstützung mit der Lende oder dem Kreuz eintreten.

Auf eine passive Spannbeuge muß gleich eine aktive folgen, damit die Fähigkeit des Kappenmuskels zur Kontraktion und Verkürzung mit der Fähigkeit der Brustmuskeln zur Verlängerung Schritt hält. Weil die Spannbeuge aus dem Winkelhangstand, besonders für Kinder, anfangs zu schwer ist, ist die Spannbeuge aus der Rückenlage mit gestreckten oder angehockten Beinen und Griff um eine Sprosse zu empfehlen. In der Ausgangslage muß der Kopf einige Zentimeter von der Sprossen=

54 Spannbeugungen

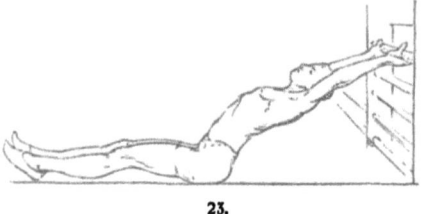

23.

wand entfernt sein. Die Hände fassen eine Sprosse so hoch es geht, ohne daß die Arme ganz gestreckt werden. Durch Hilfe der Arme wird nun der Körper zur Spannbeugestellung gehoben, so daß er von den Händen bis zum Gesäß einen Bogen bildet. Die Übung wird desto schwerer, je tiefer die Sprosse gefaßt wird. Anfangs wird die Übung mit gestreckten Beinen ausgeführt (Bild 23). In diesem Fall kann nämlich der Lendendarmbeinmuskel der Arbeit der Arme nachhelfen. Dieser Muskel wird jedoch die Lende runden. Deshalb muß man bald zur Übung mit angehockten Beinen übergehen. Wenn nämlich die Kniee gebeugt sind, und die Fersen sich ziemlich dicht am Gesäß befinden, kann der Lendendarmbeinmuskel nicht wirken, und das Becken kann seine Haltung nicht ändern, so daß eine Rundung der Lende bei der Übung ausgeschlossen ist. Die ganze Arbeit muß dann von den Armen geleistet werden; aber gerade dadurch entsteht eine gute Vorübung zu der Spannbeuge aus dem Winkelhangstand, die außerdem selbst eine ausgezeichnete Übung ist.

Die Spannbeuge aus der Rückenlage bietet eine gute Gelegenheit, passive und aktive Spannbeugen zu vereinigen. Die Helfer stellen sich mit gespreizten Beinen quer über die Übenden, und wenn diese sich so hoch wie möglich in die spannbeugende Stellung gehoben haben, fassen sie unter deren Schultern hinein, so hoch im Rücken, daß die Finger sich am Halse berühren. In dieser Stellung ziehen sie die Brust der Übenden mehr und mehr vorwärts-aufwärts. Dann lassen sie langsam los, und jene müssen sich einen Augenblick in der so gewonnenen Stellung halten, bevor sie sich sinken lassen und die Übung wiederholen. Diese fühlen, wenn die Stützenden loslassen, wie der Kappenmuskel sich kontrahiert, um die spannbeugende Stellung zu erhalten. Die Spannbeuge aus der Rückenlage kann mit Kindern von 10—11 Jahren geübt werden.

Wenn es gilt, den Körper zu formen und ihm eine gute Haltung zu geben, ist die Spannbeuge eine der allerwichtigsten Übungen im Turnen.

Sie hat aber den wesentlichen Fehler, daß sie schwer zu lernen ist, ohne doch scheinbar eine begehrenswerte Fertigkeit zu geben. Von dem Lehrer wird viel Sorgfalt und Einsicht im Unterricht erfordert und von dem Schüler viel guter Wille. Will dieser sich nicht anstrengen, dann zwingt ihn die Übung selbst auch nicht dazu, wie es andere Übungen tun, z. B. Vorlingsliegen, Klettern und ähnliche. Aus diesem Grunde soll man die Übung mit Kindern nicht zu früh vornehmen. Schülern, die etwas von der Bedeutung der Übung verstehen und sich Mühe geben, bietet sie reichen Ersatz für die Anstrengung.

Damit die Arme den Körper von der Sprossenwand abstemmen und ihn oben halten können, müssen die Schultergelenke und die Schulterblätter so kräftig wie möglich in der Stellung befestigt werden, die sie bekommen, wenn die Arme in der aufwärtsgestreckten Haltung gut rückwärts geführt sind. Der Oberarm wird von dem dreieckigen Schulter-(Delta-)muskel befestigt, sowie von dem Ober- und zum Teil von dem Untergrätenmuskel. Das Schulterblatt wird von dem Kappenmuskel und dem unteren Teil des vorderen Sägemuskels gehalten. Die Schulterblätter werden zurückgezogen gehalten besonders von dem mittleren Teil des Kappenmuskels und dem Rautenmuskel. Das Beugen der Brustwirbelsäule wird ausgeführt teils von den Rückenstreckern, den Streckdrehmuskeln (mm. semispinales) und den vielgespaltenen Muskeln (vielleicht hilft auch der stark arbeitende Kappenmuskel mit); teils dadurch, daß die Lende ausgestreckt wird von den Bauchmuskeln und dadurch, daß das Becken rückwärts geführt wird durch eine kleine Beugung der Hüftgelenke, hervorgerufen durch die Arbeit der Hüftgelenkbeuger: des Lenden-Darmbeinmuskels, des geraden Oberschenkelmuskels, des Schneidermuskels und des Spanners der Oberschenkelbinde.

VI. Hebeübungen.

Wie die tägliche Arbeit insofern einseitig ist, als sie die Muskeln in einer Weise arbeiten läßt, bei der die Gelenke meistens in gebeugten Stellungen gehalten werden, so soll die Gymnastik darin einseitig sein, daß sie die Muskeln vorwiegend zum Strecken der Gelenke gebraucht; sie soll, unbeschadet ihrer anderen Zwecke, mit voller Absicht ein Gegengewicht gegen die tägliche Arbeit bilden. Das hindert die Körperschule aber nicht daran, Übungen zu verwenden, bei denen viele Beugebewegungen vorkommen; und dies braucht jenen Zweck auch nicht zu beeinträchtigen, denn die Gymnastik gebraucht diese Bewegungen in anderer Weise und führt sie anders aus und mit einer anderen Wirkung, als das bei der täglichen Arbeit der Fall ist. — In den Hebeübungen haben wir eine umfangreiche Gruppe turnerischer Bewegungsformen, die sozusagen ausschließlich aus Beugetätigkeit bestehen; sie werden von den gleichen Muskeln ausgeführt, die wir vorwiegend im täglichen Leben gebrauchen und die dadurch oft so überwiegend entwickelt werden, daß sie die Teile des Körpers aus ihrer richtigen Stellung zueinander herausziehen und dadurch die Haltung verderben. Es ist kein Zweifel, daß die Hebeübungen so ausgeführt werden können, daß sie die gleiche ungünstige Wirkung ausüben; sie können aber glücklicherweise auch in einer für die Haltung vorteilhaften Weise ausgeführt werden, nämlich so, daß die gegensinnigen Muskeln — namentlich die, die die Schultern zurückziehen, den Rücken gerade und den Kopf hoch halten — zugleich in Arbeit gebracht werden, so daß die gute Haltung bewahrt wird.

Rumpfheben aus dem Hangstand. Die Übung ist so leicht, daß der Querbalken (oder das Reck) anfangs in Schulterhöhe sein, bald aber bedeutend gesenkt werden kann. Die Hände sollen im Abstand der Schulterbreite fassen. Die Übung kann auch in dieser Hinsicht bald erschwert werden, indem der Abstand vergrößert wird. Das Einnehmen der Stellung kann für Anfänger in zwei Taktzeiten eingeteilt werden; im ersten werden die Arme gebeugt, so daß die Brust unter dem Balken liegt; im zweiten werden die Beine vorwärts geworfen und die Arme gestreckt. — In diesem Hangstand soll der Körper in einer etwas überstreckten Grundstellung liegen, so daß er in einem schwachen Bogen nach oben gestreckt ist, mit der Brust gut gehoben und mit gut zurückgenommenen Schultern. Der Körper hat die Neigung, sich zwischen die Schulterblätter hinabzusenken und der Rücken will sich runden, wie auch die Hüftgelenke sich beugen wollen.

Beim Rumpfheben sollen die Arme genau zur Seite geführt und in gleicher Höhe mit den Schultern gehalten werden; sie bekommen also eine Haltung, die viel Ähnlichkeit hat mit der Weise, in der sie zum Armschlagen gebeugt sind. Wenn die Arme ge=

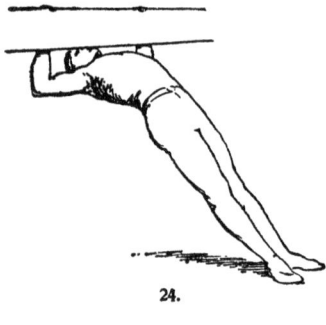

24.

beugt sind, sollen die Schultern und der obere Teil der Brust gerade unter dem Balken liegen; die Arme sollen deshalb, wenn sie gestreckt sind, ein wenig schräg hinter dem Balken stehen, je mehr, desto höher er ist. Wenn der Körper gehoben ist, werden die Muskeln, die die Schultern zusammenziehen, gezwungen, kräftig zu arbeiten; zugleich will der Rücken sich strecken, wenn er noch nicht gestreckt war. Das erinnert wieder an den Zusammenhang, der zwischen einem geraden Rücken und zurückgezogenen Schultern besteht. — Dies ist die einzige Hebeübung, bei der der große Brustmuskel keine Arbeit hat.

Die Schwere will die Hüftgelenke beugen; sie werden gestreckt gehalten von dem großen Gesäßmuskel, dem halbsehnigen, dem halbhäutigen und dem zweiköpfigen Beckenhalter. Die Schwere rundet den Rücken; der wird gestreckt gehalten von den Rückenstreckern. Der Körper will zwischen die Schulterblätter hinabsinken und diese voneinander drängen; sie werden von dem Kappen= und Rautenmuskel zusammengezogen. Beim Rumpfheben werden die Oberarme aus der vorwärtsgestreckten Stellung in die seitwärtsgestreckte geführt (gerade gegen die Richtung, in die der große Brustmuskel sie führen will: dieser kann also nicht wirken) von dem hinteren Teil des Deltmuskels (der obere Teil muß verhindern, daß die Arme gegen den Körper hineingezogen werden), dem breiten Rückenmuskel, dem Untergrätenmuskel, dem kleinen und dem großen runden Muskel; damit diese letztgenannten Muskeln wirken können, müssen die Schulterblätter, von denen sie kommen, von dem Kappenmuskel und dem Rautenmuskel befestigt werden, die also die Schultern zurückziehen und Veranlassung dazu geben, daß der Rücken gestreckt wird.

Hangstand mit Rückstellen (Bogenhang oder „Schwimmhangstand" mit Ristgriff) und Rumpfheben. Es ist von Wichtigkeit, daß man, namentlich bei erwachsenen Anfängern, den Querbalken in der ersten Zeit etwas über Kopfhöhe stellt, da die Übung eine sehr starke Streckung der Muskeln der Vorderseite mit sich führt. Es ist sehr leicht, die Ausgangsstellung richtig einzunehmen. Die Schwere zwingt den Körper in die richtige Stellung hinein. Nur muß man sehen, daß die Knie gestreckt gehalten werden; sie wollen sich gern beugen, weil dadurch die Beugung des Rückens

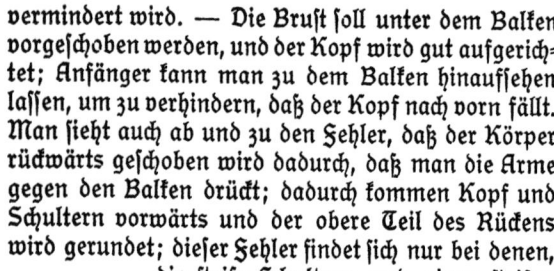
25.

vermindert wird. — Die Brust soll unter dem Balken vorgeschoben werden, und der Kopf wird gut aufgerichtet; Anfänger kann man zu dem Balken hinaufsehen lassen, um zu verhindern, daß der Kopf nach vorn fällt. Man sieht auch ab und zu den Fehler, daß der Körper rückwärts geschoben wird dadurch, daß man die Arme gegen den Balken drückt; dadurch kommen Kopf und Schultern vorwärts und der obere Teil des Rückens wird gerundet; dieser Fehler findet sich nur bei denen, die steife Schultern und einen steifen Rücken haben. — Beim Rumpfheben sollen die Arme genau seitwärts geführt werden, so daß eine gerade Linie gezogen werden kann von einem Ellenbogen zum anderen an dem Rücken vorbei; dadurch wird die Brust vorwärts und der Kopf rückwärts geführt. Es ist ein sehr gewöhnlicher Fehler, daß während des Armbeugens die Ellenbogen vorwärts geführt und die Unterarme gegen den Balken gedrückt werden. Die Brust wird dann eingeklemmt, der Kopf fällt vor und der Rücken rundet sich.

Der Hangstand nach hinten ist eine ausgezeichnete Geschmeidigkeitsübung, besonders für steife Anfänger; alles, was bei der täglichen Arbeit gebeugt oder verkürzt wird, wird dabei ausgereckt und gestreckt: krumme Ellenbogen, steife Schultern, verkürzte Bauchmuskeln, runder Rücken. Das Beugen des Rückens wird doch wesentlich in der Lende liegen; dadurch, daß man die Bauchmuskeln zusammenzieht, kann man die Beugung etwas höher in die Brustwirbelsäule verlegen; es ist aber recht schwierig, die Bauchmuskeln in dieser Weise hier zu gebrauchen, und es erfordert sowohl ein gutes Verständnis als auch einen guten Willen.

Streckhang und Heben zum Beugehang. In den Streckhangstellungen ist es nicht genug, daß man schlaff und passiv hängt. Kopf und Beine sollen ein wenig rückwärts geführt werden, was die Rückenstrecker tun müssen. Der Körper bildet dadurch den kleinen Bogen rückwärts,

Streck- und Beugehang 59

der sehr wirksam für die Haltung ist.

Bei dem Rumpfheben, das schwerer wird, je weiter der Abstand zwischen den Händen ist, sollen die Ellenbogen genau zur Seite geführt werden, so daß man hier wie beim Rumpfheben aus dem Bogenhang eine gerade Linie ziehen kann von einem Ellenbogen zum anderen an dem Rücken vorbei; der Bogen des Körpers soll beibehalten werden, und namentlich muß man den Kopf gut zurückhalten.

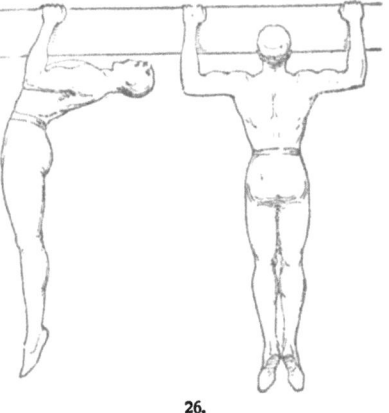

26.

Wird der Körper in dieser Weise emporgehoben, so hat man den Muskeln, die die Schultern zurückziehen, die Übermacht gegeben über jene, die sie vorwärts ziehen, und die Übung ist dadurch für die Haltung sehr günstig geworden. Führt man aber das Rumpfheben so aus, wie es am leichtesten und deshalb ganz gewöhnlich ist, so haben die Muskeln, die die Schultern vorwärts ziehen sollen, das Übergewicht, und die Übung hat ebenso sicher der Haltung geschadet, wie sie ihr vorher günstig war. — Sieht man einen Anfänger, der noch nicht viel Kraft hat, diese Übung machen, so bekommt man einen Beweis, daß Hebeübungen Beugebewegungen sind; er zieht die Ellenbogen vor die Brust, der Kopf wird über den Balken geführt und der Rücken gerundet, indem die Bauchmuskeln das Becken vorwärts ziehen und damit auch die Beine, die sich beugen. Es ist die tägliche schlechte Arbeitsstellung, in übertriebener Form; sie wird eingearbeitet und befestigt, wenn die Übung oft so ausgeführt wird.

Wie es mit dieser Hebeübung geht, geht es mit den meisten Hebeübungen; sie können in zweierlei Weise ausgeführt werden, so daß sie der Haltung nützen, und so, daß sie ihr schaden. Der große Brustmuskel, der der kräftigste Hebemuskel ist, ist vom täglichen Leben daran gewöhnt, die Schultern vorwärts zu ziehen, wenn er in Tätigkeit ist; er will es daher auch bei den Hebeübungen. Um ihn daran zu hindern, muß man erst die Muskeln, die die Schultern zurückziehen, so viel gestärkt haben, daß sie Widerstand gegen den starken Zug dieses Muskels vorwärts leisten können, und ferner muß man vermeiden, ihn mit voller Kraft arbeiten zu lassen; vielmehr muß man den anderen großen Hebemuskel, den breiten Rückenmuskel, der die Arme und die Schultern abwärts und rück= wärts zieht, um so mehr in seiner Weise wirken lassen, was sehr wohl durch Übung erreicht werden kann. Die Schulterblätter wer= den von dem Kappenmuskel zusammengezogen. — Es fordert Mühe vom Lehrer und guten Willen von den Schülern, daß die Hebeübungen so ausgeführt werden; aber es lohnt sich.

Die Streckhangübungen tragen dazu bei, die Schulterpartie geschmei= dig zu machen, indem die Muskeln, die das Schultergelenk steif machen, weil sie zu kurz sind, von dem Gewicht des ganzen Körpers gedehnt werden. Die Muskeln, in denen der Körper hängt, gehen teils vom Arm bis zum Körper: der große Brustmuskel und der breite Rücken= muskel, und teils vom Schulterblatt zum Körper: der Kappenmuskel, besonders der untere Teil (der mittlere Teil hält die Schulterblätter zu= rück), der kleine Brustmuskel, und vielleicht die untersten, ungefähr senk= recht gehenden Zacken des vorderen Sägemuskels; auch der Schlüssel= beinmuskel kann hier genannt werden. — Beim Rumpfheben wird der Ellenbogen gebeugt von dem zweiköpfigen Armbeuger, dem inneren Armmuskel, dem Oberarm=Speichenmuskel und den Muskeln von dem inneren Oberarmknorren nach der Hand und den Fingern. Der Ober= arm wird zuerst nach außen geführt durch Drehung des Schulterblattes, darnach durch Bewegung im Schultergelenk von dem breiten Rücken= muskel, der hier besonders stark arbeiten muß, da der Oberarm gerade seitwärts soll, dem großen Brustmuskel, der aus dem gleichen Grund keine Erlaubnis bekommt, sich so viel er kann zu verkürzen, und deshalb nicht mit seiner ganzen Kraft arbeiten kann; ferner von dem hinteren Teil des Deltamuskels, dem großen und dem kleinen runden Muskel und den Einwärtsdrehern des Oberarms. Das Schulterblatt wird ab= wärts gedreht, vor allem von dem breiten Rückenmuskel und dem großen Brustmuskel; aber auch von dem kleinen Brustmuskel und dem Rauten= muskel; es wird zurückgehalten von dem Kappenmuskel, besonders von seinem mittleren Teil.

Wenn steife Leute kaum die Beine gerade abwärts strecken können und sie in allen Streckhangübungen gehoben halten, kommt es sicher

zum Teil davon, daß der große und der kleine Brustmuskel und die Bauch=
muskeln zu kurz sind. Die Brustmuskeln heben die Rippen und die Bauch=
muskeln ziehen dadurch noch mehr das Becken vorwärts, als sie sonst
tun würden, und mit dem Becken folgen die Beine. Das deutet darauf
hin, daß es richtig ist, bei den Hangübungen die Rückenstrecker in Arbeit
zu setzen, denn dadurch werden die Beine rückwärts gezogen.

Entern. Die Enterstellung (Liegehang) muß gut eingeübt wer=
den, bevor man zum eigentlichen Entern übergeht. Ein
Querbalken, in Kopfhöhe gestellt, ist hierfür das beste Gerät, weil
mehrere die Übung zugleich machen können. Beim Befehl: Linkes
Bein — auf! faßt die linke Hand vorne, die rechte eine gute Schul=
terbreite dahinter und das linke Knie wird über das Gerät gelegt,
ganz dicht bei der linken Hand, mit einer starken Beugung im Hüft=
und Kniegelenk; das Bein soll etwas nach außen gedreht sein, da=
mit es gerade quer über das Gerät kommt und gut festhalten kann.
Das rechte Bein wird abwärts und etwas nach außen geführt, so
weit wie es mit völlig gestrecktem Hüftgelenk kommen kann; Knie
und Spann sollen auch ganz gestreckt sein. Die Stellung des Beines
ist richtig, wenn es in der Verlängerung des Körpers liegt, der
durch die Stellung ein wenig
auf die Seite des befestigten
Fußes geführt wird. Die Lende,
die sich gerne hinausschieben
will, muß eingezogen werden,
der Rücken wird gestreckt und
der Kopf mit eingezogenem
Kinn zurückgehalten; die Arme
werden gebeugt. Da der Kör=
per ungefähr dieselbe Stellung
hat wie beim Hangstand, führt
auch hier das Beugen der Arme
es mit sich, daß die Schultern
zusammengezogen werden und
daß der Rücken gestreckt wird. —
Auf den Befehl: Ab! werden
die Beine geschlossen gesenkt,

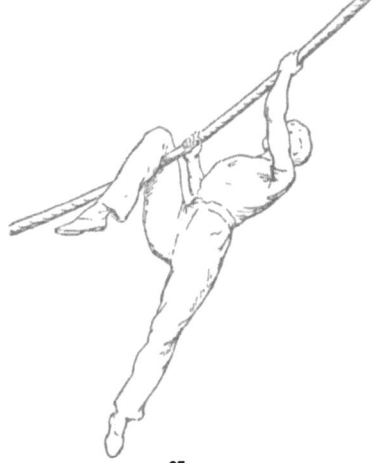

27.

die Hände lösen ihren Griff und die Grundstellung wird eingenommen.

Um die richtige Führung der Beine beim Entern einzuüben, kann in der Enterstellung befohlen werden: Beinwechsel — eins! — zwei! Auf „eins!" wird das freie Bein mit einem starken Schwung über das Gerät hinaufgeschwungen. Das befestigte Bein löst seinen Griff in dem Augenblick, wo das andere bereit ist zu fassen und wird auswärts-abwärts geschwungen. Auf „zwei!" tauschen die Beine wieder in derselben Weise ihre Stellung. Die Hände verändern ihren Griff nicht beim Beinwechsel. Es muß besonderes Gewicht darauf gelegt werden, daß das Bein, das über das Gerät hinaufgeführt wird, sich stark im Hüftgelenk beugt und sich quer darüber legt, um einen sicheren Griff zu bekommen; ferner darauf, daß das andere Bein nicht seinen Griff löst, bevor das erste sich gerade über das Gerät legen will; sonst will der Körper hinabfallen, und das Bein, das befestigt werden soll, muß so schnell übergeworfen werden, daß man sich teils stößt und teils einen schlechten Griff bekommt. Das Bein, das auswärts-abwärts geschwungen wird, darf nicht stillhalten, bevor das Hüftgelenk ganz gestreckt ist; dadurch dreht es das Becken etwas, so daß die Lende gestreckt wird; das befestigte Bein will es nämlich drehen, so daß die Lende hinausgeschoben wird, was leicht eine Krümmung des ganzen Rückens mit sich führt. Der Unterschenkel will gern durch Beugen des Knies den Schwung fortsetzen, nachdem er im Hüftgelenk gehemmt ist; das muß verhindert werden.

Beim eigentlichen Entern muß vor allem beachtet werden, daß Hände und Beine miteinander im Takt sind, wenn sie weiter greifen. Zuerst wird z. B. die linke Hand weiter gestellt, dann das rechte Bein übergeschwungen; darauf folgt ein ganz kurzer Aufenthalt, bevor die rechte Hand und das linke Bein weiter gebracht werden. Das Entern mißglückt, wenn nicht dieser Takt innegehalten wird. Da es gerade mit dem Beinwechseln zusammenfällt, daß die Arme den Körper mit sich ziehen sollen, ist es durchaus notwendig, daß die Hand vor dem Bein weiter greift. Ferner muß man genau aufpassen, daß das Bein bei jedem neuen Zug mit dem Knie ganz an die Hand derselben Seite hinaufgelegt wird. Es ist ein sehr gewöhnlicher Fehler, daß Hand und Knie mehr und mehr von einander getrennt werden und die Waden härter und härter auf das Gerät geschlagen werden, bis die Beine zuletzt abwärts fallen. Es muß noch bemerkt werden, daß die Beine nicht höher gehoben werden dürfen als eben notwendig, wenn sie über das Gerät gelegt werden sollen; sie werden recht oft zu hoch gehoben, das Knie fällt dann schwer über das Gerät hinab und man stößt sich.

Klettern. Das Klettern ist das am meisten typische Beispiel einer Hebeübung, das Beugen in sozusagen allen Gelenken des Körpers hervorbringt: Die Arme sind gebeugt und vorwärts geführt, der Rücken muß sich ein wenig krümmen, wenigstens in der Lende, die Beine sind im Hüft=, Knie= und Fußgelenk gebeugt. Es kann aber vieles beobachtet werden, damit nicht auch diese in anderer Hinsicht besonders gute Hebeübung der Haltung entgegenarbeitet. Indem die Arme gebeugt und die Knie emporgezogen sind, soll die Brust gut vorwärts gegen das Tau geschoben werden; dadurch werden die Schultern zurückgezogen und der Rücken wird gestreckt; der Kopf muß gut zurückgeführt werden. Diese Stellung des Oberkörpers kann sehr gut erhalten werden, selbst wenn die stark gehobenen Knie das Becken drehen, so daß die Lende hinausgeschoben wird. Richtig ausgeführt wird das Klettern deshalb eine besonders gute Übung, um den hohlen Rücken zu berichtigen. — Kinder mögen sehr gern klettern; die Übung darf aber nicht zu früh und nicht zu häufig für sie gebraucht werden, da sie in der Regel körperlich nicht genügend entwickelt sind, um während des Kletterns eine einigermaßen gute Haltung zu bewahren.

Am häufigsten werden die Kletterzüge zu kurz genommen. Aus der Stellung mit aufgezogenen Knieen sollen die Hände so weit hinaufgreifen, daß der Körper gestreckt ist, bevor die Beine emporgezogen werden. — Die Hände müssen immer das Weitergreifen aufwärts damit beendigen, daß sie ganz nahe zusammen sind, damit beide Arme sich helfen können, die Beine und den Körper emporzuheben; das können sie nicht, wenn der eine gebeugt ist, was der Fall sein muß, wenn die Hände getrennt sind. — Die Beine müssen das Tau so fest halten, daß sie einen wesentlichen Teil der Arbeit tun können, um den Körper zu heben, während die Arme weiter greifen.

VII. Gleichgewichtsübungen.

Die Gleichgewichtsübungen sind, wie früher schon berührt, in nicht geringem Grade Behendigkeitsübungen, indem sie aus einer Menge wenn auch kleiner, reflektorischer Bewegungen bestehen, die genau zueinander passen sollen in bezug auf Stärke, Schnelligkeit und Zeitfolge. Die Unterstützungsfläche ist so klein, daß der Schwerpunkt des Körpers nicht still gehalten wird, sondern beständig hin- und herschwingt. Die Gelenke, in denen besonders Bewegungen geschehen, sind — vorausgesetzt, daß der Turner auf einem Bein steht — folgende: 1. Die Gelenke des Fußes. Diese machen Seitenbewegungen (Pronation und Supination). Die Muskeln an beiden Seiten des Fußgelenkes arbeiten dann, um sie zu verhindern und einzuschränken. Von den Muskeln, die das Beugen und Strecken hervorbringen (Dorsal- und Plantarflektion), wirken nur die Wadenmuskeln, da der Körper so viel nach vorn gehalten wird, daß er in dem Fußgelenk beständig vornüber fallen will. Die Muskeln an der Vorderseite brauchen deshalb nicht den Wadenmuskeln entgegenzuwirken. 2. Das Kniegelenk. In diesem können keine Seitenbewegungen geschehen, aber durch kleine Beugungen kann dieses Gelenk mit helfen, das Gleichgewicht zu bewahren. 3. Das Hüftgelenk. Der Körper ruht auf dem runden Kopf des Oberschenkels wie auf einem Zapfen, um den er sich nach allen Seiten hin bewegen kann. Der Kranz von Muskeln, die das Hüftgelenk umgeben, die größten und stärksten am ganzen Körper, müssen dann den Körper in senkrechter Stellung balancieren lassen. Besonders müssen die Abzieher und Anzieher arbeiten; denn es ist hier, wie im Fußgelenk, so, daß der Körper nach allen Seiten fallen will. Er ist nämlich so weit vorwärts geführt, daß es nicht möglich ist, daß er hintenüber fallen kann; er ruht also auf den Hüftgelenkstreckern, während die Hüftgelenkbeuger keine Arbeit haben. 4. Die Gelenke des Rückgrats. Das Rückgrat, besonders die bewegliche Lende, um die der Oberkörper schwingt, wie der ganze Körper um das Hüftgelenk, muß abgesteift werden. Hier ist es wieder derselbe Fall wie im Fuß- und Hüftgelenk, daß der Körper sich vornüber neigt. Es sind also die Rückenstrecker, die hier arbeiten, mit der Schwere als Gegengewicht. Dagegen schwingt der Oberkörper unaufhörlich von einer Seite zur anderen, und die Muskeln der beiden Seiten müssen in ständiger Wechselwirkung das Gleichgewicht aufrecht erhalten. 5. Die Schultergelenke. Die Arme machen schnelle Bewegungen zur Seite als kurze Balancierstangen, um dem Körper Gegengewicht zu verschaffen, wenn er fallen will.

Gleichgewichtsübungen 65

Wie man sieht, setzen die Gleichgewichtsübungen fast alle Muskeln des Körpers in Arbeit, um die ununterbrochene Reihe der Bewegungen hervorzubringen, aus denen die Übung besteht. Diese Bewegungen sind bei Anfängern groß und unbeherrscht; bei zunehmender Übung werden sie beständig kleiner und können bei dem, der sehr sicher ist, fast unsichtbar werden.

Bei leichten Gleichgewichtsübungen arbeiten alle Muskeln mit kleinen, schnell wechselnden leichten Bewegungen und geben deshalb eine behagliche, über den ganzen Körper verteilte milde Motion, wodurch sie gute ableitende Übungen werden. Bei den schwereren Gleichgewichtsübungen kann plötzlich eintretendes Verlieren des Gleichgewichts eine schnelle und starke Spannung einzelner Muskeln bald hier, bald dort notwendig machen, besonders um das Fuß= und Hüftgelenk herum. Solche Gleichgewichtsübungen können schnell anstrengend werden; außerdem kommt man dabei leicht aus dem regelmäßigen Atmen heraus, weil der Atem bei den starken und immer wechselnden Spannungen in der ganzen Muskulatur unwillkürlich angehalten wird.

Die Gleichgewichtsübungen werden für gewöhnlich nicht so regelmäßig betrieben, wie sie es verdienten, besonders von männlichen Turnern. Das liegt sowohl daran, daß man ihren Wert nicht kennt, als auch daran, daß man weder Zeit noch Geräte genug hat, um sie zu berücksichtigen, ohne daß andere Übungen vernachlässigt werden. Man hält sich gewöhnlich an die freistehenden Gleichgewichtsübungen, die in einem Augenblick mit allen Turnern zugleich ausgeführt werden können, und versäumt so die wertvolleren Übungen am Gleichgewichtsbalken (oder den Schwebestangen). Man darf es nicht versäumen, bei männlichen Turnern nach und nach den Querbalken höher zu stellen; denn der hohe Gleichgewichtsgang ist ein vorzügliches Mittel, Mut und Kaltblütigkeit zu entwickeln. Die vielen verschiedenen Formen vom niedrigeren Gleichgewichtsgang, die sich besonders für weibliche Schüler eignen und regelmäßig von diesen geübt werden müssen, sind sehr geeignet, ihnen schöne und weiche Bewegungen zu geben.

Knieheben im Stand. Das Knie muß bis zur völlig wagerechten Haltung des Oberschenkels emporgehoben und in die Richtung nach außen geführt werden, die der Fuß in der Grundstellung hat. Der Unterschenkel soll gerade nach unten hängen mit der Ferse unter dem Knie und mit gestrecktem Spann.[1]) Das

---

1) Anmerkung des Herausgebers. In der deutschen Turnschule wird es zumeist vorgezogen, in der Kniehebhalte den Fuß nicht krampf=

Gleichgewichtsübungen

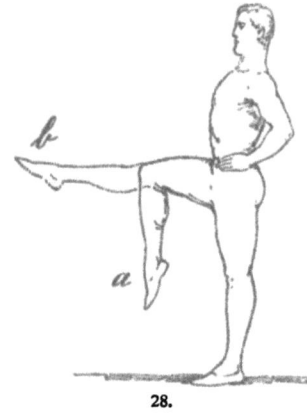

28.

tragende Bein soll vollständig gestreckt stehen. Der Körper muß ein wenig auf die Seite des tragenden Beines verschoben werden in dessen Hüftgelenk, damit die Schultern gerade bleiben. Der Rücken soll gestreckt sein, die Brust vorgeschoben, der Kopf aufgerichtet.

In dieser Übung werden viele Fehler gemacht. Wir wollen zuerst die nennen, die mit dem gehobenen Bein gemacht werden, darnach solche, die mit dem tragenden Bein und dem Körper gemacht werden. — Das Knie wird nicht hoch genug gehoben. Dem Schüler selbst wird es schwer, seine Höhe zu beurteilen, weil er es von oben sieht, und dann glaubt, daß es höher gehoben ist, als es der Fall ist. Wenn das hintere Knie gestreckt gehalten wird und der Rücken gerade, kann es schwerlich zu hoch gehoben werden. Der Unterschenkel wird zu weit unter den Körper hineingehalten, seltener zu weit vorwärts; der Spann wird nicht gestreckt. — Das tragende Bein wird gebeugt, teils, weil es leichter ist, auf einem leicht gebeugten Knie das Gleichgewicht zu halten als auf einem ganz gestreckten, und teils, weil das Becken sich dann vorwärts drehen kann, so daß seine Neigung vermindert wird. Je mehr das Becken gedreht wird, desto höher kann das Knie ohne vermehrte Arbeit gehoben werden und ohne stärkere Verkürzung der wirkenden Hüftgelenkbeuger. Wenn das tragende Bein gebeugt und das Becken gedreht wird, wird die Lende vorgeschoben, der Rücken gerundet und die gute Haltung geht verloren. Dieses zeigt, ein wie großer Fehler es ist, das tragende Bein zu beugen, und wie wichtig

haft abwärtsgestreckt, sondern vielmehr gebeugt zu halten, denn erstens ist jenes unnatürlich und zweitens bildet die Gewöhnung daran für die Schüler eine immer wiederkehrende Gefahr, daß sie bei den Hochsprüngen über Bock, Pferd und Reck nun mit den Fußspitzen festhaken, weil sie diese unwillkürlich abwärtsrichten anstatt sie kräftig zu beugen.

M.

Knieheben und Kniestrecken 67

es ist, diesen recht gewöhnlichen Fehler zu berich=
tigen. — Der Körper kann auf die Seite geneigt
werden, um ihm in dieser Weise Gleichgewicht
zu verschaffen, anstatt einer Verschiebung der Hüf=
ten. Er kann auch nach hinten geneigt werden.

Das Knieheben muß eingeleitet werden mit
Unterstützung, entweder für eine Hand (dann mit
der Seite gegen das Gerät gekehrt), oder für beide
Hände, was besser ist (dann mit dem Gesicht gegen
das Gerät). Dadurch wird es leichter, daraufs
hinzuarbeiten, daß das Knie recht hoch gehoben
wird, ohne daß sich der Rücken rundet, namentlich
wenn vorher eine Fersenhebung gemacht worden
ist. Denn das Strecken, das von dem Bein gefor=
dert wird, damit man sich auf einem Fußballen
emporgerichtet halten kann, hindert das Knie
daran, sich zu beugen, und setzt sich nach oben

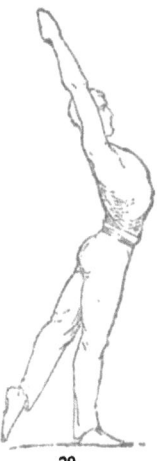

29.

hin fort als eine starke Streckung des Rückens, der so zugleich die
Neigung, sich zu runden, verliert.

Beim Knieheben kann Knieführen nach außen gemacht
werden. Das Knie wird dann soweit seitwärts wie möglich ge=
führt, ohne daß das Becken oder die Schultern sich drehen und
ohne daß die gehobene Ferse ihren Platz senkrecht unter dem Knie
verliert. — Es kann Kniestrecken rückwärts ausgeführt wer=
den, was eine sehr schöne Stellung gibt, wenn die Übung richtig
ausgeführt wird. Das Bein soll gerade rückwärts geführt werden,
gut gestreckt im Knie und Spann. Der Körper soll so stehen, daß
er mit dem rückwärtsgeführten Bein einen ebenmäßigen, nicht zu
starken Bogen bildet. Das Becken wird etwas von dem Bein ge=
dreht, so daß der Neigungswinkel vergrößert wird; der Körper ist
deshalb geneigt, sich vornüber zu beugen, um ein Gegengewicht
gegen das Bein zu bilden; er soll aber aufgerichtet sein, weniger
durch eine Beugung der Lende als vielmehr durch eine Streckung
der Brustwirbelsäule, wobei die Brust vorgeschoben wird, und durch
Rückwärtsführen des Kopfes. So ausgeführt gibt die Übung einen
guten Beitrag zur Einarbeitung einer schönen Haltung.

Aus dem Knieheben kann ferner Kniestrecken vorwärts aus=

5*

geführt werden. Man muß sich dabei bemühen, das Bein zu strecken, ohne das Knie zu senken, was den meisten schwer fällt, weil die Beckenhalter zu kurz sind. Aus demselben Grunde ist es hierbei auch viel schwieriger, das tragende Bein gestreckt zu halten, als beim Knieheben; die Beckenhalter ziehen nämlich viel stärker vorwärts im Sitzknorren und wollen das Becken mit entsprechender Kraft drehen, und wenn das Becken gedreht wird, muß das Knie gebeugt werden (des dreieckigen Hüftgelenkbandes wegen) und der Rücken rundet sich. Es ist nützlich, dieses schwere Kniestrecken mit Unterstützung beider Hände, entweder gegen ein Gerät oder an den Schultern zweier Nebenmänner, die in Armlänge nach vorn Abstand haben, einzuüben.

Das Knie wird gehoben von dem Lenden=Hüftbeinmuskel, dem geraden Oberschenkelmuskel, dem Schneidermuskel und dem Spanner der Oberschenkelbinde. Beim Heben wird der hintere Teil des großen Anziehers straff gezogen; er wird deshalb durch Zug vorwärts am Sitzknorren eine Drehung des Beckens verursachen. Dieses will dann das Oberschenkelbein vorwärts ziehen (durch das dreieckige Hüftgelenkband) und also das Knie beugen; der viereckige Kniestrecker muß also in Tätigkeit sein, um es gestreckt zu halten. Da der Körper so viel seitwärts geschoben ist durch Anziehung (Adduktion) in dem tragenden Hüftgelenk, daß die Schwere ein weiteres Anziehen hervorbringen würde, müssen die Abzieher — der mittlere und der kleine Gesäßmuskel — dagegen wirken. Die Lende, die sich krümmen will, wird von den Rückenstreckern gestreckt gehalten.

Hohes Beinführen im Stand. Diese Übung vorwärts und rückwärts ausgeführt, bringt genau in dieselben Stellungen wie Knieheben mit Kniestrecken vorwärts und rückwärts. Beim hohen Beinführen seitwärts muß man die Hüften gut nach der Seite des tragenden Beines hinüber verschieben, sonst werden die Schultern schief stehen.

Hohes Beinführen vorwärts und rückwärts kann verbunden

30.

Kniebeugen auf einem Bein

werden mit Armführen vorwärts=aufwärts, so daß die Arme gleichzeitig vorwärts geführt werden, wenn das Bein gehoben wird, und danach aufwärts gehoben, wenn das Bein rückwärts geführt wird. Arme, Kopf, Rumpf und Bein müssen dann in einem ebenmäßigen Bogen rückwärts stehen. Hohes Beinführen vorwärts, seitwärts=rückwärts kann mit Armführen vorwärts, seitwärts, aufwärts in ähnlicher Weise verbunden werden. Wenn die Arme seitwärts und das Bein rückwärts geführt sind, kann man durch Beugen des vorderen Knies in den Ausfall vorwärts mit Aufstützen der Zehenspitze übergehen und aus dieser Stellung dadurch, daß man das hintere Bein hebt, in dieselbe Stellung kommen wie beim Rumpfsenken vorwärts aus der Laufstellung durch Kniebeugen (Bild 30).

Tiefes Kniebeugen auf einem Bein. Das ist eine Übung, die viel geübt werden soll, weil sie starke und kräftige Beine gibt. Alle Turner, auch die weiblichen, müssen sie lernen. Sie wird eingeübt mit Unterstützung für beide Hände gegen den Querbalken, etwas über Hüfthöhe, später niedriger. Man muß hier nicht unterlassen, in der tiefen Kniebeuge die Beine zu wechseln; das geschieht dadurch, daß das gebeugte Bein vorwärts geworfen wird nach einem schnellen und kräftigen Abstoß vom Boden, und daß das gestreckte gebeugt wird. — Darnach kann die Übung aus der Aufstellung in Reihen vorgenommen werden, so daß die Ersten und Zweiten gegeneinander gekehrt stehen, mit einem Schritt Abstand und gegenüber ihren gegenseitigen Zwischenräumen. Jeder faßt die Hände seiner beiden Seitenmänner, die vor ihm stehen, die Ersten machen dann die Kniebeuge durch Unterstützung der Zweiten und umgekehrt. — Die dritte Vorübung besteht darin, daß die Schüler sich mit der Seite gegen einen Querbalken stellen, der in Kniehöhe gestellt ist. Der eine Fuß wird auf diesen hinaufgestellt, und man übt es, sich aus dieser Stellung zum Streck=

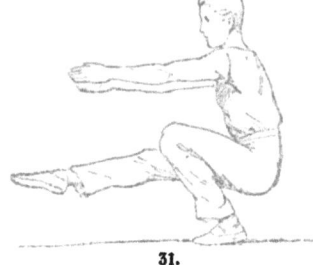

31.

stand emporzuheben — wenn es notwendig ist, durch ein Abstoßen mit dem anderen Fuß — und sich wieder langsam zu senken. Diese Übung wird dadurch erleichtert, daß zwei, die mit dem Gesicht gegeneinander stehen, denselben Fuß auf den Querbalken stellen, einander die Hände geben (Ringfassung) und sich darauf gleichzeitig emporheben; sie unterstützen dann einander im Gleichgewicht. — Die vierte Form der Übung ist Gleichgewichtsgang mit tiefem Kniebeugen. Indem das Knie gebeugt wird, werden die Hände von der Seit- in die Vorhalte geführt; indem das Knie gestreckt wird, werden sie zur Seithalte zurückgeführt. Die Hände drehen sich jedesmal am Anfang der Armbewegung. Wenn das Knie gestreckt ist, wird das freie Bein ein wenig nach außen geführt, gerade seitwärts von dem tragenden. Es ist viel leichter, dieses tiefe Kniebeugen am Gleichgewichtsbalken auszuführen als auf dem Boden, weil das freie Bein tiefer gesenkt werden kann als der tragende Fuß, was das Gleichgewicht leichter macht und nicht eine so starke Beugung im Fuß- und Hüftgelenk mit sich führt. — Als fünfte Form kann die Übung auf dem Fußboden vorgenommen werden, in Paaren mit Ringfassung. Auch hier kann man schnelles Wechseln der Füße im tiefen Kniebeugen üben. — Endlich wird die Übung freistehend gemacht ohne jegliche Unterstützung. Nach genügender Übung und bei hinreichender Kraft in den Beinen kann man schnelles Beinwechseln am Ort oder mit Vorrücken machen, die Arme sind vorwärts gestreckt oder die Hände befinden sich in Hüftfassung; im letzten Fall muß die Ferse des tragenden Fußes gehoben sein.

Eine etwas veränderte Form vom tiefen Kniebeugen eines Beins besteht darin, daß das eine Bein gerade seitwärts geführt wird und mit dem inneren Fußrand gegen den Boden stützt. Das Umwechseln geschieht durch ein schnelles Strecken des tragenden Beins und einen Sprung. Die Übung wird eingeübt mit Unterstützung am Querbalken oder dadurch, daß zwei und zwei sich im Ring fassen.

VIII. Seitenübungen.

Rumpfdrehen. Das Rumpfdrehen wird ausgeführt durch eine Drehung des Rückgrates in der Brust und in der Lende (besonders in dem unteren Brustteil und dem oberen Lendenteil), wobei der Brustkasten zur Seite geführt wird über die eine Hüfte hin. Es muß so ausgeführt werden, daß der Kopf und die Schultern die gleiche Stellung zu dem Körper behalten wie in der Grundstellung. Die Anfänger drehen dabei gewöhnlich den Kopf, weil sie es von den Bewegungen des täglichen Lebens her gewohnt sind und weil ihnen die Drehung dann größer vorkommt. Der Kopf, oder vielmehr der Hals, hat aber seine eigene Drehübung: das Kopfdrehen; dieses nimmt man deshalb (ausgenommen bei kleineren Kindern) bei einer Rumpfdrehung nicht mit. — Anfänger wollen ferner die rechte Schulter vorwärts schieben, wenn sie sich nach links drehen, und umgekehrt. Dieser Fehler ist besonders deutlich zu sehen, wenn die Arme so gestellt sind, daß sie wie ein Zeiger die Verschiebung der Schultern hervorheben; sind die Arme in Nackenhalte oder zur Seithalte gehoben, dann zeigen der Ellenbogen und die Hand deutlich die Stellung der Schultern; sind die Arme aufwärts gestreckt, dann zeigt sich der Fehler dadurch, daß sie nicht mehr parallel stehen, sondern einander kreuzen.

Das Rumpfdrehen ist eine Übung, bei der man die Turner nicht so leicht dazu bringt, ausreichende Kraft hineinzulegen und es vollständig auszuführen, so weit das die Beweglichkeit des Rückens erlaubt. Der Grund dazu ist sicher der, daß das Becken bei der Drehung leicht mitgeht. Der Rücken hat dann keinen festen Punkt, von wo aus er seine Drehung beginnen kann; zu oft besteht eine Rumpfdrehung nur darin, daß das Becken verschoben wird, d. h. es geschieht eine kleine Drehung in den beiden Hüftgelenken und eine geringe Bewegung in den Fußgelenken, während die Drehung, die das Rückgrat macht, eine höchst unbedeutende ist. So wird die Drehung immer ausgeführt, wenn die Füße nicht fest gegen den Boden gedrückt und die Knie nicht ganz gestreckt sind. Bei der Drehung links will die rechte Ferse sich gern heben, das rechte Knie will sich beugen, und umgekehrt. Je loser die Beine stehen, desto leichter dreht sich das Becken während der Übung.

Um diesen Fehler, der sehr dazu beiträgt, die Wirkung des Rumpfdrehens aufzuheben, zu entgehen, müssen vor allem die Füße fest gegen den Boden gehalten werden, und die Kniee müssen völlig gestreckt sein.

Dabei wird die Neigung des Beckens, bei der Drehung mitzufolgen, vermindert. Um ferner das Becken festzuhalten, kann man zwei Wege einschlagen:

1. Man kann die Muskeln spannen, die das Becken nach rechts drehen können, während die Drehung dieses nach links ziehen will, und umgekehrt; in Wirklichkeit bestrebt man sich also, das Becken dem Rumpfe entgegen zu drehen. Diese Art, das Becken zu befestigen, ist an sich vortrefflich; aber sie fordert immer einen besonders guten Willen und einen hohen Grad von Aufmerksamkeit seitens der Schüler und paßt deshalb kaum für andere als für erwachsene und wohlgeübte Turner.

2. Man kann beim Rumpfdrehen das Becken mitfolgen lassen, bis es von dem stark gestreckten Bein gehemmt wird, und von dem so befestigten Becken aus die Drehung des Rückgrates fortsetzen. Es ist nicht so schwierig, die Beine gestreckt und die Füße gegen den Fußboden zu halten, so daß sowohl Kinder als ungeübte erwachsene Anfänger es ausführen können, und das Becken wird dann so feststehen, daß man von ihm aus eine sehr kräftige Rumpfdrehung ausführen kann. Es wird sich deshalb gewöhnlich zeigen, daß dies die praktischste Art ist, das Becken zu befestigen.

Bei folgenden Ausgangsstellungen für die Füße wird das Becken stets mehr und mehr für die Drehung befestigt: Grundstellung, Schlußstellung, Grätschstellung, Schrittstellung schräg vorwärts, Schrittstellung vorwärts, Kniestellung, Reitsitz. Bei der Schrittstellung z. B. ist immer die Hüfte an der Seite, an der das Bein vorgestellt ist, verhindert, bei der Drehung viel mitzufolgen. Und wenn beim Reitsitz die Kniee die Bank oder den Schemel fest umschließen, wird das Becken für die Drehung so gut befestigt sein, wie es dafür überhaupt möglich ist.

Rumpfdrehungen sind Übungen von bedeutendem hygienischen Wert. Sie wirken günstig auf die Verdauung und auf den Blutkreislauf in der Bauchhöhle, besonders auf das Pfortadersystem. Sie müssen deshalb viel zur Anwendung kommen. Leider sind sie unansehnliche Übungen, die nicht unmittelbar anziehend wirken; außerdem ist es schwierig, Formen zu finden, die ohne weiteres das Hineinlegen von Kraft fordern. Solche ausfindig zu machen, wäre von großem Nutzen. Hier ist auch die rhythmische Ausführung angebracht.

Bei einer Rumpfdrehung links wird der Brustkorb über das linke Hüftbein hingezogen, das als der feste Ausgangspunkt betrachtet werden kann, und zwar von dem inneren schrägen Bauchmuskel an der linken Seite und dem, der diesen Muskel an der rechten Seite fortsetzt, dem äußeren Bauchmuskel. Von den Muskeln des Rückgrates arbeiten diejenigen mit, welche an der rechten Seite vom Querfortsatz bis zum Dornfortsatz gehen, nämlich die Streckdrehmuskeln (Mm. semispinales) und der vielgespaltene Muskel. — Wird das Becken etwas mit nach links gedreht, so erfolgt also eine Rollung (Rotation), und zwar nach außen für das rechte Bein und eine solche nach innen für das linke Bein. Das rechte Bein wird auswärts gerollt von dem großen Gesäßmuskel, dem hinteren Teil des mittleren und des kleinsten Gesäßmuskels, dem birnenförmigen Muskel, dem inneren Hüftlochmuskel mit den Zwillingsmuskeln, dem viereckigen Hüftmuskel, dem äußeren Hüftlochmuskel, dem großen, dem langen und dem kurzen Anzieher und dem Kammuskel. Das linke Bein wird nach innen gerollt von dem Lendendarmbeinmuskel, dem Spanner der Oberschenkelbinde, dem vorderen Teil des mittleren und des kleinen Gesäßmuskels, dem halbsehnigen und dem schlanken Schenkelmuskel. Will man das Becken daran hindern, sich bei der Drehung mitzudrehen, so geschieht es, indem man die genannten Muskeln des entgegengesetzten Beines arbeiten läßt.

Seitbeugen. Bei diesem soll der Oberkörper in der Ebene der Schultern so weit zur Seite gebeugt werden, wie es durch eine Bewegung im Rückgrat möglich ist. Der Teil des Rückgrates, der, ausgenommen den Hals, bei allen Bewegungen des Rumpfes am biegsamsten ist, also auch bei einer Seitbeugung, ist die Lende. Wie bei einem Rumpfbeugen rückwärts, fällt es einem auch bei einer Seitbeuge am leichtesten, die Beuge im wesentlichen in der Lende auszuführen. Das ist aber ein Fehler, der im hohen Grade die gute Wirkung der Übung verringert. Es ist von Wichtigkeit, daß auch der Brustteil des Rückgrates an der Seit=

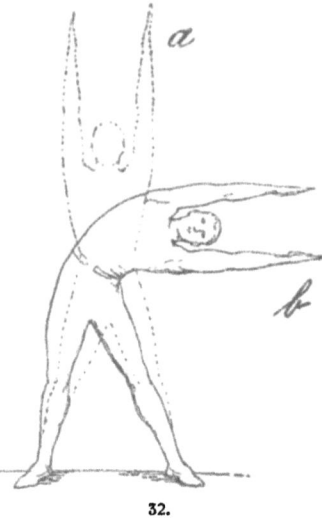

32.

beuge teilnimmt, so daß das ganze Rückgrat einen flachen Bogen bildet. Damit die Brustwirbelsäule sich so weit beugt, wie sie kann, muß man bei der Seitbeuge den Körper gut strecken. Je mehr nämlich die nach oben gekehrte Brusthälfte erweitert ist, desto mehr kann die Brustwirbelsäule gebeugt werden. — So ausgeführt trägt die Seitbeuge dazu bei, den Brustkasten beweglich zu machen und das Atmen zu fördern.

Das Rückgrat kann nicht zur Seite gebeugt werden, ohne daß es sich gleichzeitig etwas dreht. Diese Drehung kann und soll so gering bleiben, daß sie nicht gesehen wird. Es kommt aber häufig vor, daß Anfänger der Neigung des Rückens, sich zu drehen, nachgeben und gleichzeitig mit der Seitbeuge eine kleine Rumpfbeuge rückwärts machen. Die Schultern drehen sich dann aus der senkrechten Ebene der Hüften heraus, und der Unterleib wird vorgeschoben, indem die Lende geschweift wird. — Es kommt bei anstrengenden Armhaltungen aber auch vor, daß Anfänger den Körper nach derselben Seite drehen, nach der er gebeugt wird, so daß die Seitbeuge mit einer Rumpfbeuge vorwärts verbunden wird. Das macht die Übung leichter, weil die Arbeit dabei mehr auf die Rückenstrecker übergeht, die den Körper leichter tragen können als die Bauchmuskeln. Die Beuge wird dann auch leicht größer gemacht, als wenn sie genau ausgeführt wird.

Wenn der Oberkörper bei einer freistehenden Seitenbeuge auf die eine Seite geführt wird, müssen um des Gleichgewichts willen die Hüften nach der anderen Seite geschoben werden. Wird die Beugung nach links ausgeführt, erfolgt also eine Anziehung (Abduktion) in dem linken und eine Anziehung (Adduktion) in dem rechten Hüftgelenk. — Das Becken wird sich deshalb z. B. bei einer Seitbeuge in Grätschstellung schief stellen mit einer Senkung nach links; die Beugung erscheint also etwas größer, als sie ist. Diese schiefe Stellung des Beckens ist aber notwendig. Dagegen ist es nicht richtig, was recht oft geschieht, daß das Becken dadurch noch schiefer gestellt wird, daß der Turner beim Seitbeugen links die rechte Ferse und damit auch die rechte Hüfte hebt, oder daß er das linke Knie beugt, und also die linke Hüfte senkt. Dabei senkt sich das Rückgrat noch mehr und die Beugung wird geringer; außerdem wird die Stellung lose, und die Bewegung kann nicht so kräftig und sicher ausgeführt werden, wie es geschehen soll.

Der Kopf soll bei einer Seitbeuge stets rechtwinklig zu den Schultern stehen. Der Hals soll nicht an der Seitbeuge des Rumpfes teilnehmen. Der hat hierfür seine eigene Übung, Kopfbeugen seitwärts. Es ist recht schwierig, während einer Seitbeuge den Kopf in der richtigen Stellung zu halten. Er wird zu hoch gehoben oder senkt sich zu viel; er dreht sich, so daß das Gesicht zu weit nach oben oder nach unten gekehrt ist, oder er fällt zu weit vorwärts.

Seitbeugen kann von gleichseitigen Ausgangsstellungen aus, besonders aus der Seitgrätschstellung, auch schnell ausgeführt werden, was die Anstrengung bedeutend vergrößert. Es geschieht dann entweder in 4 Taktzeiten, so daß man in der Mittelstellung — wenn der Körper senkrecht steht — innehält, oder in 2 Taktzeiten, so daß der Körper von der einen nach der anderen Seite hinüberschwingt, was schwieriger ist. Die Arme können dabei in der Hüft-, Nacken-, Seit- oder Hochhalte verweilen. Es muß sorgfältig darauf geachtet werden, daß der Körper, wenn er mit einem Wurf von der einen auf die andere Seite geschwungen wird, durch die völlig aufrechte Mittelstellung geführt wird; daß er etwas vor dieser mit gekrümmtem Rücken hinübergeschwungen wird, ist ein gewöhnlicher Fehler, denn dadurch wird die Übung leichter. Die schnelle Bewegung macht es besonders schwierig, die richtige Haltung der Arme zu bewahren, besonders in der Nacken-, Seit- und Hochhalte. — Seitbeugungen eignen sich auch für rhythmische Bewegung.

Im täglichen Leben gibt es sehr wenige Bewegungen, die gleichseitig sind, d. h. die beide Seiten des Körpers zu gleicher Zeit und in gleicher Weise in Anspruch nehmen. Die meisten sind einseitig, nicht nur so, daß die beiden Seiten abwechselnd dieselbe Arbeit ausführen, wie z. B. beim Gang und beim Lauf, sondern noch viel häufiger so, daß die beiden Seiten beständig jede für sich ihren Teil der Arbeit ausführen, z. B. beim Schnitzen, Sägen, Hobeln, Graben, Mähen, Werfen usw. Jeder weiß, wie man von Kindheit an daran gewöhnt wird, die eine Hand und damit die eine Seite mehr als die andere zu gebrauchen. Diese Einseitigkeit hat Einfluß auf das Rückgrat; denn dieses muß des Gleichgewichts wegen sich für jede einseitige Bewegung und jede Stellung zurechtstellen, d. h. der Rücken muß schief gemacht werden; an einer oder mehreren Stellen beugt er sich aus seiner gewöhnlichen lotrechten Stellung heraus. Wenn man nun meistens die gleichen einseitigen Bewegungen ausführt, werden die Muskeln und Bänder des Rückens sich ihnen anpassen, und der Rücken wird einen Teil seines Vermögens, sich für die entgegengesetzten Bewegungen zurechtzustellen, verlieren; er wird sich dann nicht mehr gleich leicht und gleich weit nach beiden Seiten beugen können, und er wird so auf dem Wege sein, wirklich und andauernd schief zu werden; harmonische und plastische Bewegungen sind genau an dies Vermögen des Rückens, sich gleich weit nach beiden Seiten beugen zu können, geknüpft. Selbst eine kleine Schiefheit und die damit verbundene Steifheit verursacht gleich, daß der Körper die Bewegungen weniger natürlich und schön ausführt. Was das Rückgrat überhaupt für die Schönheit des Körpers bedeutet, geht daraus hervor, daß Mißbildung in ihm mehr verunziert als Deformität in irgendeinem andern Teil des Knochenbaues. Da nun die Seitbeugungen in hohem Grade dazu beitragen, das Rückgrat nach beiden Seiten gleich geschmeidig zu erhalten, gewinnen sie eben dadurch eine große Bedeutung, daß sie den Rücken hindern, schief zu werden, und so die Schönheit des Körpers bewahren helfen.

Zu den einzelnen Seitbeugungen sind besondere Bemerkungen zu machen:

Seitbeugen in der Grätschstellung mit Seithalte der Arme. Hier muß besonders Gewicht darauf gelegt werden, daß die Arme ganz unbeweglich gegen die Schultern gehalten werden, so daß sie stehen, als ob ein Stock dadurch gesteckt wäre. Werden die Arme richtig gehalten, so ist dies eine gute Ausgangsstellung für das Seitbeugen, da die Arme sozusagen den Weg der genauen Seitwärtsbewegung zeigen und ein fehlerhaftes Drehen des Körpers also leicht zu vermeiden ist.

Seitbeugen in der Schluß= stellung, der entgegenge= setzte Arm ist aufwärts gestreckt. Wenn das Seitbeugen anfängt, muß der aufwärts gestreckte Arm helfen, die nach oben gekehrte Brusthälfte zu heben, nämlich da= durch, daß er so kräftig wie mög= lich aufwärts gestreckt wird. Es gibt kaum ein anderes Seitbeugen, das gerade den Brustteil der Wirbelsäule in so vollkommener Weise zur Mitbeugung bringt. Doch hängt dieses ganz davon ab, wie gut der Arm gestreckt ist und die Bewegung begleitet. Es ist ein gewöhnlicher Fehler, daß der Arm gebeugt ist, oder daß er nicht mitfolgt, sondern zu senkrecht stehen bleibt. (Wenn der Kopf seine richtige Stellung innehält, muß der Arm während der Beugung dicht am Ohr bleiben.) In beiden Fällen wird er sonst die Fähig= keit, seinen Brustteil zu heben, verlieren. — Dieselbe Ausgangs= stellung der Arme kann mit Vorteil gebraucht werden nicht nur bei dem Seitbeugen in der Schlußstellung, sondern auch beim Seit= beugen in der Grätschstellung, mit Unterstützung der Hüfte, mit Einhalten des Fußes an einer Sprosse des Ribstols und beim Rumpfdrehen mit Seitbeugen in der Ausfallstellung. Der andere Arm muß dann auf die Hüfte gestützt sein.

Seitbeugen in der Grätsch= stellung mit Hochhalte der Arme. Dieses ist ein sehr kräftiges Seit= beugen, das nicht zu früh aus= geführt werden soll, besonders nicht mit weiblichen Schülern. Ge= rade weil die Übung (Bild 32) so anstrengend ist, sucht man oft, besonders wenn man über wenig Kraft verfügt, sie dadurch leichter zu machen, daß man die Arme mit dem Kopf zusammen vorwärts fallen läßt, daß man den unteren Arm nach unten sinken läßt und ihn dadurch von dem oberen trennt, und endlich auch dadurch, daß man den oberen gegen den Kopf beugt.

Seitbeugen mit Anlehnen der Hüfte. Bei dieser Übung werden die Hüften nicht verschoben, wie bei den bisher genannten Seitbeu= gungen, und das Becken steht nicht schief. Der Rumpf wird also hier nicht weiter seitwärts geführt, als es durch ausschließliche Beu= gung der Wirbelsäule geschehen kann.

Seitſenken mit Anlehnen der Hüfte und Seitheben eines Beines.
Dieſe Übung iſt von ganz anderer Art als die vorigen Seitenübungen; wir bezeichnen ſie deshalb auch richtiger als Seit=Senken, im Gegenſatz zum Seit=Beugen. Das Rückgrat wird nämlich nicht zur Seite gebeugt, der Körper wird geſtreckt zur Seite geführt durch eine Senkung im Hüftgelenk des tragenden Beines (Bild 33). Das Gerät (Querbalken oder Reck), gegen das man ſich ſtützt, muß ſo geſtellt ſein, daß ſein oberer Rand nicht höher ſteht als der große Rollhügel. Gleichzeitig mit dem Beginn des Seitwärtsſenkens des Rumpfes muß auch ſchon das Bein gehoben werden, ſo daß es ſtets mit dem Rumpf in einer Linie bleibt. Die Bewegung muß ſo weit ausgeführt werden können, daß Rumpf und Bein wagerecht liegen. Auch beim Zurückgehen aus dieſer Stellung muß das gehobene Bein dem Rumpf folgen, ſo daß es nicht durch zu frühes Senken das andere erreicht, bevor der Körper vollſtändig aufgerichtet iſt.

Dieſe Übung trägt alſo nicht dazu bei, das Rückgrat in ſeiner Biegſamkeit ſeitwärts geſchmeidig zu machen; ſie iſt aber trotzdem eine kräftige Seitenübung; der ganze Körper kommt noch weiter nach der Seite als bei allen anderen Seitenübungen und bedeutet alſo mehr für die dabei arbeitenden, d. h. für die Muskeln der nach oben gekehrten Seite. Die Hände können auf den Hüften ſtützen, ein Arm kann die Hüfte und der andere den Nacken halten, beide können in Nackenhalte, einer kann aufwärts ge=

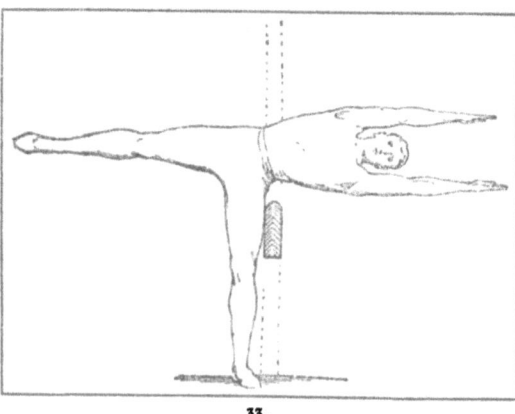

33.

streckt und der andere im Hüftstütz, oder beide können aufwärts gestreckt sein.

Diese Übung kann in gewissem Grad als Einleitung betrachtet werden für das sog. Radschlagen; das wird sie noch in höherem Grad bei folgender Form: Das Gerät wird etwas unter Kniehöhe gesenkt (hierbei kann auch eine niedrige Bank oder ein Schemel gebraucht werden); die Schüler stehen mit einem Schritt Abstand mit der Seite gegen das Gerät gekehrt und mit aufwärts gestreckten Armen und beugen sich schnell mit einem Wurf zur Seite. Die Hand, nach deren Seite man sich beugt, wird gegen das Gerät gestützt und der Arm steht dadurch senkrecht nach unten, da die Schultern genau über dem Gerät stehen sollen. Der andere Arm wird ganz gestreckt gehalten in der Verlängerung des Rumpfes und des Beines. Beim Zurückgehen aus der Übung, das auch schnell geschehen muß, wird die Grundstellung mit Aufwärtsstrecken der Arme eingenommen. Es wird der Befehl gegeben: Mit Bein= führen seitwärts schnelles Seitbeugen nach links (rechts) — eins! — zwei!

Seitbeugen mit Unter= stützung des Fußes. Hierbei (Bild 34a) wird das Becken schräg gestellt, ungefähr in derselben Weise wie bei dem Seitbeugen mit Unterstützung der Hüfte nebst Beinheben seitwärts. Auch hierbei wird der Rumpf erst seitwärts gesenkt, dann aber kommt noch eine Beugung hinzu. Der ganze Körper wird auch hier weit seit= wärts geführt, was die Übung anstrengend macht. Der Fuß wird anfangs in Kniehöhe gestützt, später bis zur Hüfthöhe. Je höher der Fuß kommt, desto größer wird die Senkung; je geringer die Beugung ist, desto größer ist die Anstrengung. — Der gestützte Fuß muß in die Sprossenwand gesetzt werden in senkrechter Ebene mit den Schultern; er muß so gedreht werden, daß die Zehenspitze nach oben zeigt, und er muß fest gegen die darüberliegende Sprosse gebeugt sein, so daß der Fuß einen Haken bildet, der gut festhält. Das tragende Bein soll so weit von der Sprossenwand entfernt sein, daß es lotrecht steht oder sogar ein wenig schräg von der Wand absteht, damit es dem Körper einen festen Unterstützungs= punkt geben kann. Die Schüler müssen deshalb einen großen

Seitenübungen

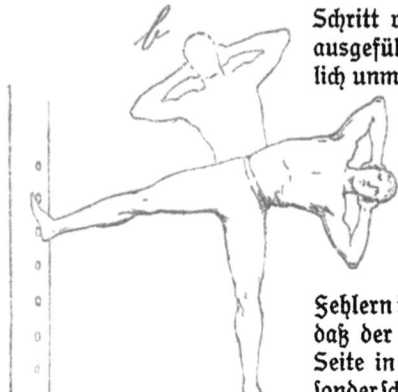
34.

Schritt von der Sprossenwand weg ausgeführt haben, falls sie anfänglich unmittelbar an dieser aufgestellt waren. Der Körper muß so weit zur Seite geführt werden, daß er fallen würde, wenn der unterstützte Fuß ihn nicht hielte. — Von gewöhnlichen Fehlern können die genannt werden, daß der Fuß nicht genau nach der Seite in die Sprossen gesetzt wird, sonder schräg vorwärts; dadurch wird es unmöglich gemacht, sicher zu stehen und den Rumpf genau seitwärts zu führen bei dem Beugen; ferner daß der tragende Fuß zuviel vorwärts gedreht ist, wodurch der Körper etwas gegen die Sprossenwand gedreht wird und beim Seitbeugen dann leicht etwas nach hinten geht. — Von dieser Ausgangsstellung können auch Seitbeugungen gegen die Wand geübt werden (Bild 34 b). Man kann dabei zwar nur eine geringe Beugung erreichen, aber die von der Wand abgekehrte Seite wird sehr stark gedehnt. In dieser Beugestellung kann man wippende Bewegungen ausführen.

Aus der Grundstellung mit Hochhalte: Seitsenken mit Fassen zweier Sprossen und gleichzeitigem Beinheben seitwärts.

Das Seitsenken und das Beinheben seitwärts sollen gleichzeitig beginnen; das Hüftgelenk des seitwärts gehobenen Beines muß also steif gehalten werden, während das Seitsenken in dem anderen Hüftgelenk geschehen muß (Bild 35). Der untere Arm soll erst dann von dem oberen entfernt werden, wenn er die Sprosse erreicht hat; er wird dann nach unten geführt und die Hand faßt eine Sprosse ungefähr in Kniehöhe. Die obere Hand faßt senkrecht über der unteren. Während der untere Arm das Bestreben haben soll, seine Schulter von der Sprossenwand abzu-

Seitsenken mit Fassung

schieben dadurch, daß er sich kräftig streckt, soll der obere seine Schulter gegen die Sprossenwand anziehen; er muß deshalb etwas gebeugt werden. Der Kopf muß gut rückwärts geführt zwischen den Armen gehalten werden; er will gern zu weit vorwärts fallen. Der Körper muß möglichst zur wagerechten Haltung geführt werden. Beim Hinzufügen eines Senkens und Hebens des gehobenen Beines muß es so nahe wie möglich an das tragende herangeführt werden, ohne daß dieses gebeugt wird, ohne daß der untere Arm nachgibt und ohne daß das Becken sich dreht. —

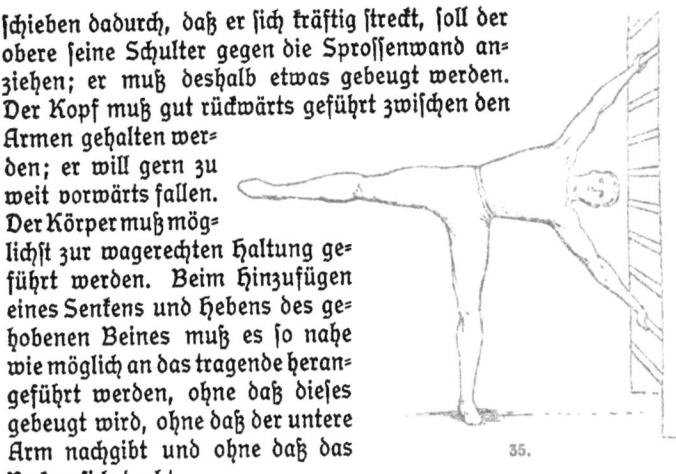

35.

Beim Zurückgehen aus der Stellung müssen der Rumpf und das gehobene Bein in ihrer gegenseitigen Verlängerung gehalten werden; das Hüftgelenk wird also auch hier steif gehalten. Der untere Arm wird, sobald es geht, wie der obere nach oben gestreckt.

Diese Übung ist eigentlich nur insofern als eine Seitenübung anzusehen, als sie während des Beugens gegen die Sprossenwand und des Zurückgehens zur Grundstellung von den Muskeln der nach oben gekehrten Seite Arbeit erfordert. In der Stellung selbst wird der Körper beim Becken von dem einen Bein getragen, und bei der Schulter von dem einen Arm und nicht von der Seitenmuskulatur. Sie ist aber deshalb nicht weniger eine wertvolle Übung, und sie ist die Einleitung zu einer der kräftigsten Seitenübungen, nämlich zu der sog. „Sahne". Das wird sie besonders, wenn das Beinheben und -senken so schnell ausgeführt wird, daß das Bein, wenn es beim Heben von den Muskeln und Bändern des Hüftgelenkes gehemmt wird, durch seinen Schwung den Körper mit aufwärts zieht; wenn gleichzeitig die Arme helfen, den Körper zu heben, kann das untere Bein zu dem oberen hinaufgehoben werden. In diesem Augenblick müssen die Muskeln der nach oben gekehrten Seite stark arbeiten, um die Lende daran zu hindern, daß sie sich beugt; sonst wird der Unterkörper mit den Beinen abwärts fallen. Anfangs wird man sich nicht in dieser Stellung halten können, man soll dann schnell das untere Bein fahren lassen, damit es den Körper stützen kann, während das obere Bein in seiner gut seitwärts gehobenen Stellung oben bleibt. Nach und nach, wenn die Kräfte wachsen, kann man das untere Bein immer länger bei dem oberen halten und auf diese Weise wird die Übung zuletzt zur „Fahne".

Um ein einfaches Seitbeugen nach links aus der Grundstellung auszuführen, muß man erst den Körper durch einen ganz kleinen Zug im Oberkörper aus dem Gleichgewicht bringen, ausgeführt von den Muskeln der linken Seite. Sobald er dadurch dazu kommt, sich zur Seite zu neigen, wird die Schwere ihn weiter treiben, und nun sind es die Muskeln der rechten Seite, die in Arbeit gesetzt werden müssen; sie arbeiten in Verlängerung (exzentrisch), indem sie den Oberkörper auf die Seite senken. Alle Muskeln von der vorderen Mittellinie des Körpers (weiße Linie) bis zur hinteren Mittellinie des Körpers (Dornfortsatzlinie) können mitarbeiten, natürlicherweise aber am meisten die, die am weitesten nach den Seiten hin (lateral) liegen: der gerade Bauchmuskel, der äußere und der innere schräge Bauchmuskel, die Zwischenrippenmuskeln, der viereckige Lendenmuskel und die Rückenstrecker. Es sind dies dieselben Muskeln, die dadurch, daß sie in ihrer Verkürzung wirken (konzentrisch), den Körper wieder emporrichten. — Das Becken wird nach rechts verschoben; im linken Hüftgelenk geschieht also eine Abziehung (Abduktion) und in dem rechten eine Anziehung (Adduktion). Da es die Schwere ist, die diese Bewegungen hervorbringt, muß ihnen entgegengewirkt werden; in dem linken Hüftgelenk wird dem Abziehen entgegengewirkt durch die Anzieher: den Kammuskel, den schlanken Oberschenkelmuskel, den Lendendarmbeinmuskel, den langen, den kurzen und den großen Anzieher, den halbsehnigen, den halbhäutigen und den zweiköpfigen Schenkelmuskel, den viereckigen Hüftmuskel und den äußeren Hüftlochmuskel. Im rechten Hüftgelenk wird der Adduktion entgegengewirkt von den Abziehern: dem Spanner der Oberschenkelbinde, dem mittleren und dem kleinen Gesäßmuskel und dem oberen Teil des großen Gesäßmuskels.

Beim Seitsenken mit Unterstützung der Hüfte und mit Beinheben seitwärts geschieht die Bewegung allein mit dem Hüftgelenk des tragenden Beines. Die Schwere wird da eine Auswärtsführung (Abduktion)

hervorbringen, der entgegengewirkt wird von den oben genannten An=
ziehern; diese wirken also unter Verlängerung (exzentrisch), während
der Körper die Stellung einnimmt, und sie sind es, die, indem sie sich
zusammenziehen, den Körper wieder emporrichten. Die Beugung des
Rückgrates wird von den Musteln der nach oben gekehrten Seite ver=
hindert, die weder verkürzt noch verlängert werden. Das erhobene Bein
wird von den Abziehern hoch gehalten.

Beim Seitsenken mit Unterstützung des Fußes sind im wesentlichen
dieselben Musteln in Tätigkeit wie bei dem Seitsenken mit Unter=
stützung der Hüfte nebst Beinheben seitwärts. Die Dorsalflettoren (Auf=
wärtsbeuger) des in der Sprossenwand gestützten Fußes müssen den
Fuß wie einen Haken gegen die Sprossen gebeugt halten: der vordere
Schienbeinmuskel, der lange Großzehstrecker, der lange gemeinsame
Zehenstrecker und der kleine Wadenbeinmuskel. Die Abzieher des in
den Sprossen gestützten Beines können hier den Anziehern des anderen
Beines helfen, das Seitsenken des Körpers zu hindern, und zwar
mehr als bei einem Seitbeugen mit Unterstützung der Hüfte, da ihr
Ursprung am Bein hier fest ist.

Beim Seitsenken aus der Grundstellung mit Sprossenfassung und
Beinheben seitwärts ist die Muskelwirkung eine recht zusammengesetzte:
der untere Arm soll den Körper von der Sprossenwand abschieben; sein
Ellenbogengelenk muß also gestreckt gehalten werden, was durch den
dreiköpfigen Streckmuskel des Armes geschieht, ferner durch den Ellen=
bogenhöckermuskel und durch die Hand= und Fingerstrecker vom äußeren
Gelenkknorren des Oberarmes. Die Schwere will den Körper gegen die
Sprossen hineinführen; der untere Arm, der, wenn die Übung richtig
ausgeführt wird, eine Zwischenhaltung zwischen aufwärts= und seit=
wärtsgestreckter Armhaltung hat, wird etwas von der Bewegung aus=
führen, die hervorgebracht wird beim Armführen seitwärts=abwärts
aus der Stellung mit aufwärts gestreckten Armen. Die Muskeln, die
den Arm seitwärts=aufwärts heben, müssen deshalb hier arbeiten, näm=
lich: der Deltamuskel, der Obergrätenmuskel, der Schlüsselbeinteil des
großen Brustmuskels, der lange Kopf des zweiköpfigen Armbeugers.
Diese Muskeln befestigen den Arm gegen das Schulterblatt; wird dieses
gedreht, so folgt deshalb der Arm mit; die Drehung wird ausgeführt
von dem untersten Teil des sägeförmigen Brustmuskels und dem Kappen=
muskel. Die Schwere will das Schulterblatt gegen die Mitte des Körpers
drücken; es wird nach außen gehalten von dem oberen und mittleren
Teil des Sägemuskels. — Der obere Arm soll den Körper nach oben ziehen;
der Ellenbogen muß also gebeugt werden; das geschieht durch den zwei=
köpfigen Armbeuger, den inneren Armmuskel, den Oberarm=Speichen=

muskel, den langen und kurzen radialen Handstrecker und die Beugemuskeln der Hand und der Finger vom inneren Gelenkknorren des Oberarms. Der Körper soll aufwärts gezogen werden durch ungefähr dieselbe Bewegung des Armes und des Schulterblattes, wie bei einer Rumpfhebung aus dem Streckhang. Im Schultergelenk geschieht keine Bewegung, da der Oberarm nicht über die Schulterlinie hinauskommt; der Oberarm soll nur gegen das Schulterblatt befestigt werden; das geschieht durch den hinteren Teil des Deltamuskels, den Untergrätenmuskel, den kleinen und den großen runden Muskel, den langen Kopf des dreiköpfigen Armstreckers und den Unterschulterblattmuskel. Die Bewegung, die hier geschieht, besteht darin, daß der Körper aufwärts gezogen wird, so daß das Schulterblatt weniger nach außen gedreht sitzt. Die Muskeln, die das besorgen, sind erstens die, welche vom Körper zum Arm gehen: der große Brustmuskel und der breite Rückenmuskel, zweitens solche, die vom Körper zum Schulterblatt gehen: der kleine Brustmuskel, der Schlüsselbeinmuskel und der Rautenmuskel; ferner ist der untere Teil des Kappenmuskels in Tätigkeit, der den Körper gegen das Schulterblatt emporhält, obschon er sonst das Schulterblatt auswärts und nicht einwärts dreht, wie es hier geschehen muß.

Wird das untere Bein zu dem seitwärts gehobenen emporgehoben, so daß die Übung zur Fahne wird, so sind es in bezug auf die Arme dieselben Muskeln, welche mitwirken; aber ihre Arbeit wird im hohen Grade erhöht. Das Becken und die Beine werden oben gehalten, und der Rücken wird von den Muskeln der nach oben gekehrten Seite (siehe oben) daran gehindert, sich in der Lende zu beugen. Das obere Bein wird von den Abziehern, das untere von den Anziehern getragen.

Liegestütz seitlings. Der Körper muß gestreckt gehalten werden wie in der Grundstellung. Die Lende zeigt die Tendenz, der Schwere nachzugeben und sich seitlich zu beugen, so daß der Körper in einem Bogen hinabhängt. Dieses wird verhindert durch kräftiges Arbeiten der Muskeln der unteren Seite. — Wird ein Beinheben ausgeführt, muß der Körper etwas mit gehoben werden, so daß eine Linie, die in der Richtung des Körpers geht, den Winkel der Beine halbiert.

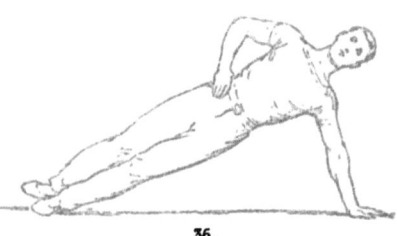
36.

Liegestütz seitlings 85

Der leichteste Grad der Liegestützübungen seitlings ist der hohe.[1]) Je schräger der Körper steht, desto mehr wird er von den Beinen getragen und desto weniger Arbeit kostet es die Muskeln der unteren Seite, die Beugung der Lende zu verhindern.

Der nächste Grad ist der Liegestütz seitlings mit Griff der oberen Hand an einem Gerät (Bild 37); der Arm, welcher eine Sprosse der Sprossenwand oder den Querbalken faßt, muß nämlich so hoch fassen wie er kann, damit er ganz ausgestreckt wird, der Körper wird dann nicht von dem Arm getragen, der gegen den Boden gestützt ist, sondern er hängt auch in dem oberen Arm, welcher das Gerät faßt.

Wenn die Übung am Querbalken (oder am Reck) geschieht, kann dieser nicht in eine Höhe gestellt werden, die genau für alle paßt. Solche, die den oberen Arm nicht ganz strecken können, wenn der untere in gewöhnlichem Abstand vom Querbalken steht, müssen dadurch nachhelfen, daß sie die untere Hand so weit von dem Gerät entfernen, daß der Arm der fassenden Hand gestreckt wird.

In dieser Stellung kann das Beinheben besonders hoch und kräftig ausgeführt werden; einige können sogar den unteren Fuß vom Boden heben, so daß es eine Art Fahne wird.

Die dritte und schwerste Art des Liegestützes seitlings ist der freie Liegestütz; die Muskeln der unteren Seite haben hier die größte Arbeit, und außerdem macht das recht schwierige Gleichgewicht die Stellung noch schwerer, was sich unter anderem daran zeigt, daß die Hüftgelenke sich beugen

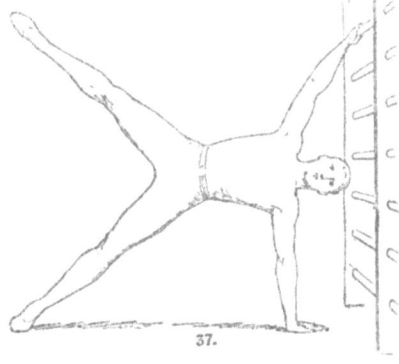

37.

---

[1]) Anmerkung des Herausgebers. Zur Bezeichnung der verschiedenen Liegestützübungen möchte ich mir den Vorschlag erlauben, bei dem mit Vorlingsverhalten diese nähere Bezeichnung wegzulassen und einfach nur „Liegestütz" zu sagen, den seitlings aber „Flanken"- und den rücklings „Kehrliegestütz" zu nennen.   M.

und das Becken etwas rückwärts geschoben wird. Ist der Boden etwas glatt, so muß der tragende Arm senkrecht unter der Schulter stehen, da sonst die Füße ausgleiten, während er unter normalen Verhältnissen in einem rechten Winkel zum Körper stehen soll, also schräg gegen den Boden gerichtet.

Beim Liegestütz seitlings (Flankenliegestütz) wird der tragende Arm gestreckt von dem dreiköpfigen Streckmuskel und dem kleinen Streckmuskel des Armes. Der Körper will vom Arm weggleiten; dieser muß deshalb nach innen gehalten werden und man muß dieselben Muskeln wirken lassen wie beim Senken des Armes aus der wagerechten Seithalte der Arme mit Widerstand, nämlich: 1. die vom Arm nach dem Körper gehenden: den großen Brustmuskel und den breiten Rückenmuskel; 2. die vom Arm nach dem Schulterblatt gehenden: den hinteren Teil des Deltamuskels, den großen und den kleinen runden Muskel, den Untergrätenmuskel, den langen Kopf des dreiköpfigen Armstreckers und den Unterschulterblattmuskel; 3. die vom Schulterblatt nach dem Körper gehenden: den kleinen Brustmuskel und den Rautenmuskel. Die Schwere will den Körper an dem Schulterblatt vorbei nach unten drücken, so daß dieses zu weit über den Rücken hingleitet; es wird nach außen gehalten besonders von dem oberen und mittleren Teil des Sägemuskels.

Die Schwere will die Lende beugen, so daß der Körper in einem Bogen nach unten hängt; ist die linke Seite nach unten gekehrt, so hat das Rückgrat also ungefähr dieselbe Stellung, wie bei einem Seitbeugen rechts aus der Grundstellung. Die Muskeln, die den Körper gehoben und die Lende gerade halten, sind die Muskeln der unteren Seite; alle Muskeln, die von der Mittellinie des Körpers vorn (der weißen Linie) bis an seine Mittellinie hinten (die Dornfortsatzlinie) gehen, können hierzu beitragen; natürlich können solche, die weit nach der Seite liegen (lateral), am meisten hierzu mitwirken: der gerade Bauchmuskel, der äußere und der innere schräge Bauchmuskel, die Zwischenrippenmuskeln, der viereckige Lendenmuskel und die Rückenstrecker. In dem unteren Hüftgelenk will die Schwere Anziehung (Adduktion) bewirken; dieses wird von den Abziehern (Abduktoren) verhindert: den Spannern der Oberschenkelbinde, dem mittleren und dem kleinen Gesäßmuskel und dem oberen Teil des großen Gesäßmuskels. In dem oberen Hüftgelenk wird die Schwere Abziehung (Abduktion) bewirken; das wird von den Anziehern (Adduktoren) verhindert, dem Kammuskel, dem langen, dem kurzen und dem großen Anzieher, dem halbsehnigen, dem halbhäutigen und dem zweiköpfigen Schenkelmuskel, dem viereckigen Hüftmuskel und dem äußeren Hüftlochmuskel.

IX. Vorderseitenübungen.

Rumpfbeuge rückwärts. Wenn man die untersten, stark veränderten Wirbel, das Kreuzbein und die Steißwirbel, außer acht läßt, besteht das Rückgrat aus drei Teilen, dem Hals-, Brust- und Lendenteil. Hals- und Lendenteil, die beide einen Bogen vorwärts bilden, sind die beweglichsten Teile. Es ist die große Beweglichkeit des Halses, die es uns möglich macht, den Kopf in so vielen verschiedenen Richtungen zu drehen und in so vielen Stellungen zu halten, wie wir es können, und es ist insonderheit die Beweglichkeit der Lende, die uns befähigt, den Körper für die verschiedenen Arbeiten, die wir ausführen wollen, zurechtzustellen, ihn in Beugungen vorwärts, rückwärts und seitwärts zu bewegen und ihn zu drehen. In Übereinstimmung mit dieser Beweglichkeit haben diese beiden Teile auch die meisten und die stärksten Muskeln, um die vielen Bewegungen auszuführen. Die Rückenstrecker, welche die wichtigsten Muskeln des Rückgrates sind, sind besonders in der Lende und am Hals stark entwickelt.

Zwischen dem Lenden- und dem Halsteil des Rückgrates liegt der Brustteil. Dieser bildet einen Bogen rückwärts, der etwas länger und flacher ist als der Bogen der anderen beiden Teile vorwärts; er ist weniger beweglich und hat deshalb auch bei weitem nicht so starke Muskeln. Daran, daß seine Beweglichkeit kleiner ist, tragen die Rippen schuld, die wie ein verhältnismäßig wenig beweglicher Kasten oder ein Gitter die Lungen umschließen und dadurch die Brustwirbel befestigen. Es ist notwendig, daß die Beweglichkeit des Rückgrates im Brustteil vermindert ist; denn Herz und Lunge können nicht so große Verschiebungen vertragen wie die Organe des Bauches und des Halses.

Die Biegsamkeit des Rückgrates liegt nicht in der Beweglichkeit eines oder einiger Glieder, wie die des Armes oder Beines, sondern in der vieler Glieder mit geringer Beweglichkeit. Es wird deshalb nicht in scharfen Knicken bewegt, wie der Ellenbogen oder das Knie, sondern in Biegungen, welche über viele Wirbel ebenmäßig verteilt sind. Hieraus folgt, daß ein Teil des Rückgrates sich gewöhnlich nicht bewegen kann, ohne den Nachbarteil zu beeinfluſſen. Wenn z. B. der Hals vorwärts geführt wird, wird er die oberſten Bruſtwirbel mit vorwärts ziehen und damit den Bogen rückwärts, den die Bruſtſäule bildet, von oben vergrößern; und in derſelben Weiſe wird die Lende, wenn ihre Schweifung vergrößert wird, die unteren Bruſtwirbel mit vorwärts ziehen und dabei ihren Bogen rückwärts von unten vergrößern. Wird umgekehrt der Hals rückwärts geführt und die Lende gerade gerichtet, ſo werden dadurch die unteren und oberen Bruſtwirbel mit zurückgezogen und ihr Bogen rückwärts wird vermindert.

Der Bruſtteil iſt bei den meiſten Menſchen zu ſtark rückwärts gekrümmt; gewöhnlich hat er auch die Beweglichkeit verloren, die er von Natur haben ſollte und ſeine Muskeln ſind wegen Mangel an Übung geſchwächt. Die wichtigſte Aufgabe des Turnens in bezug auf das Rückgrat iſt deshalb ganz ſicher die: ſeinen Bruſtteil in die richtige Lage zu bringen, die Beweglichkeit dieſes Teils zu vergrößern und dadurch ſeine Muskulatur zu ſtärken. Das Turnen hat viele Übungen, die auf dieſes Ziel gerichtet ſind. Wir können folgende nennen, die in ihrer Wirkung auf den Bruſtteil des Rückgrates einander fortſetzen: Grundſtellung, Kopfbeuge rückwärts, Rumpfbeuge rückwärts und Spannbeuge. Die Grundſtellung führt das Rückgrat ſo weit wie möglich dahin, daß es eine gerade ſenkrechte Säule wird, indem es ſeine Krümmungen ausgleicht, ſo gut es geht, und ſie gibt alſo dem Körper die größte Höhe. Beim Kopfbeugen werden die Halswirbel in der Weiſe rückwärts geſchoben, daß die oberen Wirbel mitgezogen werden; die Krümmung der Bruſt wird alſo etwas mehr ausgeglichen und die Bruſt wird etwas mehr gehoben als in der Grundſtellung. Das Rumpfbeugen ſetzt die Wirkung des Kopfbeugens etwas weiter über die Bruſtwirbel hinab fort, und die Spannbeuge vergrößert wieder bedeutend die Wirkung des Rumpfbeugens.

Hiermit iſt im Grunde ſchon angegeben, wie ein Rumpfbeugen rückwärts gemacht werden ſoll. Es ſoll das Rückgrat dazu bringen, daß es ſo weit wie möglich einen ebenmäßigen Bogen bildet, ungefähr wie ein Reis es macht, wenn es gebogen wird. Dieſes glückt nur, wenn die Beugung von oben anfängt und ſich darnach durch das ganze Rückgrat hinunter fortſetzt. Erſt muß der Kopf ſo weit rückwärts geſchoben werden, wie er kommen kann, nämlich dadurch, daß das Kinn gut eingezogen und die Halsſäule dadurch geſtreckt gehalten wird. Danach ſoll die Bruſtſäule ſo gut wie möglich rückwärts gebeugt (= geſtreckt) werden; zuletzt kommt dann die Beugung der Lende. Dieſe vollzieht ſich am leichteſten. Die Beweglichkeit der Lende iſt groß, und ſie iſt ſo geſtellt, wie es für ein Beugen rückwärts am beſten paßt. Das Beugen der Bruſtſäule damit zu verbinden, iſt dagegen viel ſchwieriger. Das Rumpfbeugen wird deshalb ſo eingeübt, daß es anfangs nur halb gemacht wird (Rumpf hoch rückwärts — beugt!), d. h. die Beugung in der Lende wird

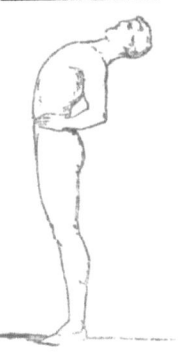

38.

nicht mitgenommen; nur die Bewegung, die in der Bruſtſäule ausgeführt werden kann, geſchieht. Dieſer erſte Teil des Rumpfbeugens geſchieht durch ein ſehr kräftiges Emporſtrecken (oder Heben der Bruſt) und glückt am beſten, wenn gleichzeitig eine tiefe Einatmung gemacht wird; denn dadurch, daß die Rippen ſich heben, können die Bruſtwirbel mehr bewegt werden. Solch hohes Rumpfbeugen rückwärts iſt in Wirklichkeit eine Rückenübung; es ſind nämlich die Rückenſtrecker, beſonders in dem Bruſtteil, die die erſtrebte Streckung im nach hinten konvexen Bogen des Bruſtteils der Wirbelſäule hervorbringen. Der Oberkörper kommt hierbei nicht ſo weit rückwärts, daß die Bauchmuskeln in beſondere Arbeit treten.

Für die Turner, welche die normale Biegſamkeit ihres Rückens behalten haben, iſt es wohl leicht, dieſe Bewegung zu verſtehen und auszuführen; denn ſie können deutlich fühlen, daß die Bruſtſäule ſich bewegt; ſolche aber, deren Rücken ſteif und krumm geworden iſt — und das ſind noch die meiſten —, können anfangs ſchwer verſtehen, was gemacht werden ſoll, und wie ſie es ausführen ſollen; denn ſie merken nicht, daß etwas mit ihrer Bruſtſäule geſchieht; es iſt, als ob ſie ſich ihrem ſteifen Rücken gegenüber ohnmächtig fühlten. Wenn ſie aber tief einatmen und ſich gut ſtrecken, gelangen ſie auf den richtigen Weg; ſind ſie nicht zu alt geworden, und hat ihre Steifheit ſich nicht zu ſtark feſtgeſetzt, ſo können ſie durch energiſche Arbeit ſich etwas von der verlorenen

Beweglichkeit und dadurch etwas von der verlorenen Haltung von Rücken und Brust wieder erzwingen. Die Teile der Rückenstrecker, die nur über die Brustsäule gehen und durch ihre Steifheit mehr oder weniger von ihrer Kraft und von ihrer Gewohnheit zu arbeiten eingebüßt haben, können durch genügende Ausdauer wieder eingeübt werden, so daß der Turner eines schönen Tages bemerkt, daß er sie in Arbeit setzen und auf eine ganz andere und kräftigere Weise als bisher den Rücken beeinflussen kann. Er hat dadurch nicht nur an seiner Haltung, sondern auch an seinen Lungen ein gutes Werk getan, indem der Brustkasten beweglicher geworden ist.

Dieser Anfang eines Rumpfbeugens rückwärts ist eine ausgezeichnete Atmungsübung und muß als solche oft gebraucht werden; sie ist leicht und schnell auszuführen und doch wirksam.

Aus dem vorhergehenden ist zu verstehen, daß der größte Fehler bei einem Rumpfbeugen rückwärts der ist, die Lende allein zu beugen. Dieser Fehler ist sehr gewöhnlich, weil er am nächsten liegt, da die Lende geschmeidig ist, und da sie es ist, um die der Körper gewohnt ist, sich bei der täglichen Arbeit zu bewegen. Man kann hier sagen, daß die Beugung anstatt von oben von unten beginnt; sie kommt in diesem Fall nicht über die Lende hinaus. Die Bauchmuskeln werden nämlich gleich damit in Arbeit gesetzt, den Oberkörper in der Weise zu tragen, daß sie die Rippen nach unten ziehen, bevor die Rückenstrecker der Brustsäule sich, sozusagen, zur Gegenwehr gesetzt haben, indem sie den Rücken aufrichten und die Rippen in befestigter Stellung heben. Die Krümmung der Brustsäule wird dann vergrößert und nicht verringert. — Dieser Fehler zieht gewöhnlich einen anderen großen Fehler des Rumpfbeugens rückwärts nach sich, den, daß der Kopf vorwärts fällt. Wenn die Rippen nach unten gezogen werden und der Rücken im Brustteil gerundet wird, muß es fast unmöglich sein, den Kopf daran zu hindern, vorwärts zu gehen. Sagt man einem Turner, der diese beiden Fehler in der Lenden= und Halshaltung macht, daß er den Kopf zurückführen solle, und man verbessert sonst nichts an ihm, so wird er es dadurch tun, daß er das Kinn vorstreckt, d. h. durch eine Beugung im Nackenglied und in den Gliedern zwischen den ersten zwei oder drei Halswirbeln. Aber diese Beugung bringt keine andere Veränderung in der Stellung hervor, als daß diese Krümmung der Halssäule vorwärts vergrößert wird was auf den übrigen Teil des Rückgrates keinen Einfluß übt. — Von anderen Fehler können genannt werden, daß die Kniee gekrümmt werden, und daß der Unterleib zu weit vorwärts geführt wird; diese Fehler finden sich besonders bei den Steifen und bei denen, deren Lendenbogen in ihrer aufgerichteten Stellung zu klein ist.

Es ist nicht schwer, turnerisch veranlagten Schülern einzuüben, daß sie eine unnatürlich große Biegsamkeit in der Lende durch fehlerhaft ausgeführte Rumpfbeugungen rückwärts bekommen. Eine solche Geschmeidigkeit kann sich bei den Vorführungen scheinbar ganz gut machen. Aber das, was die Schüler dadurch gewonnen haben, ist eine vergrößerte Biegsamkeit in dem Teil des Rückgrates, für den es oft die Aufgabe des Turnens wäre, eher die Biegsamkeit und Schlaffheit zu verringern; es ist also Gutes von sehr zweifelhafter Art, namentlich für die, die einen hohlen Rücken schon haben oder auch nur die Neigung zeigen, ihn zu bekommen, Kinder und junge Mädchen. Und es ist in Wirklichkeit eine häßliche Stellung, die auf solche Weise hervorgebracht wird, daß der Oberkörper allein durch eine starke Biegung in der Lende hintenüber geführt wird. Wenn das Häßliche dabei nicht mehr in die Augen fällt, als es der Fall zu sein pflegt, so kommt es meist daher, daß faltenreiche Turnanzüge die wirkliche Stellung des Körpers und seine Fehler verbergen. Ein richtig ausgeführtes Rumpfbeugen dagegen gibt eine formenschöne und plastische Stellung; es zeigt den Körper in einem schönen Bogen rückwärts gestreckt mit gewölbter Brust und mit dem Hals in der richtigen Fortsetzung des ganzen Körperbogens. Diese richtige Ausführung ergibt Beweglichkeit an einer Stelle, an der es für uns von Nutzen ist, nämlich im Brustkorb und in der Brustsäule des Rückgrates. Die Beugung kann dabei allerdings in der Lende nicht so groß und so akrobatisch werden wie bei dem fehlerhaft ausgeführten Rumpfbeugen. Die Bauchmuskeln werden nämlich schon dadurch verlängert, daß am Anfang des Beugens die Brust stark gehoben wird, und sie werden dann während der weiteren Bewegung die Grenze ihrer Ausdehnbarkeit eher erreichen, als wenn die Rippen gesenkt sind, wie das bei einem fehlerhaften Rumpfbeugen der Fall ist. Es ist ja auch ein Vorteil, daß die Einbiegung der Lende nicht übertrieben wird. — Der Umstand, daß die Bauchmuskeln stark verlängert werden, gibt dieser Übung die Kraft, die Haltung solcher Turner zu berichtigen, die die Form eines krummen Rückens haben, wobei der Neigungswinkel verringert und die Lendenbiegung also zu klein ist (die typische Haltung der Arbeiter); ihre Bauchmuskeln sind nämlich zu kurz. — Rumpfbeugen rückwärts ist eine der Übungen, die am deutlichsten zeigen, wie wichtig es für die richtige und schöne Ausführung der turnerischen Bewegungen ist, daß die Schüler enganschließende Anzüge tragen — jedenfalls bei der täglichen Übung.

Diese Übung zeigt zugleich auch, wie wichtig es ist, daß ein Turnlehrer so viel Verständnis für den Bau und die Bewegungen des Rückgrates hat, daß er sehen und beurteilen kann, wie die Schüler ihr Rückgrat bei den verschiedenen Bewegungsvorgängen tragen, und daß er ihre Haltung danach berichtigen kann. Das Rückgrat ist das Zentrale im Knochenbau, die Rückenmuskeln sind das Zentrale im Muskelsystem, und die Rücksicht auf den Rücken ist auch das Zentrale im Turnen als körperlich bildendes Mittel.

Rumpfbeugen rückwärts mit Hochhalte. Hierbei muß die Bewegung ganz oben bei den Händen anfangen; indem man nämlich tief einatmet und so die Rippen sich heben läßt, lassen die Bauchmuskeln ein Rückwärtsführen der Arme zu. Bemüht man sich nicht, die Arme auf solche Weise dieses kleine Stück rückwärts zu führen, so wird es schwierig sein, sie am Vorwärtsfallen zu hindern. Fallen die Arme aber vorwärts — was man daran sehen kann, daß sie nicht in der Verlängerung des Körperbogens stehen —, so kann man dessen sicher sein, daß der Brustteil des Rückgrates nicht den ihm zukommenden Teil der Bewegung gemacht hat. Auch dieses Rumpfbeugen muß damit eingeleitet werden, daß man sich nur halb rückwärts beugt; denn dadurch kann man es am besten lernen, die Arme kräftig rückwärts zu führen. Hält man während des Rumpfbeugens die Arme gebeugt und macht man dann ein langsames Armstrecken aufwärts, dann kann man ziemlich leicht die Arme so weit rückwärts zwingen, wie es überhaupt möglich ist.

39.

Rumpfbeugen rückwärts aus dem Knieen. Diese Übung hat zwei recht verschiedene Formen: Bei der einen werden die Hüften über den Knieen gehalten, während ein gewöhnliches Rumpfbeugen rückwärts ausgeführt

Rückbeugen

wird (Bild 40). Bei der zweiten Form wird ein Körpersenken rückwärts ausgeführt durch eine Bewegung in den Kniegelenken (Bild 41). Das Beugen im Rückgrate ist hierbei geringer als bei der ersten Art der Ausführung, aber die Arbeit der Bauchmuskeln wird bedeutend größer, da der ganze Körper weiter rückwärts kommt. Wenn hierbei der Fuß gestreckt wird, fällt der Körper nicht so leicht rückwärts.

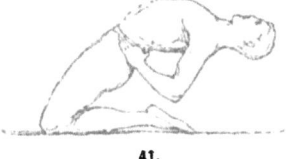

40.   41.

Rumpfbeugen rückwärts mit Unterstützung des Fußes. Das tragende Bein soll senkrecht stehen; wird der Fuß weiter rückwärts gestellt, so wird die Übung leichter; wird er weiter vorwärts gegen die Sprossenwand geführt, wird sie schwieriger; es soll gestreckt gehalten werden; denn dadurch wird das Becken befestigt (durch das dreieckige Hüftgelenkband) und die Senkung verhindert. Der befestigte Fuß, der nach und nach höher hinaufgestellt werden kann, ungefähr bis zur Hüfthöhe, soll gerade in die Sprossen hineingesetzt werden, so daß er weder das tragende Bein kreuzt noch zu weit nach der anderen Seite kommt. Seine richtige Stellung ist eine Bedingung dafür, daß man während der Beugung das Gleichgewicht halten kann. Der stehende Fuß muß die gleiche Auswärtsdrehung haben wie in der Grundstellung; man ist geneigt, ihn zu viel nach außen zu drehen; dieses bewirkt, daß der befestigte Fuß zu weit nach innen gedreht wird, und daß der ganze Körper sich nach der Seite des Standbeines dreht und die Beugung dann schief wird. Der befestigte Fuß soll sich stark hinaufbeugen gegen die Sprosse; er muß festhalten wie ein sicherer Haken; denn der Rumpf muß so weit rückwärts geführt werden, daß man fallen würde, wenn der Fuß losließe. — Die Übung kann mit folgenden Armhaltungen und -bewegungen ausgeführt werden: 1. Hüftstütz, 2. Nackenhalte, 3. Arm-

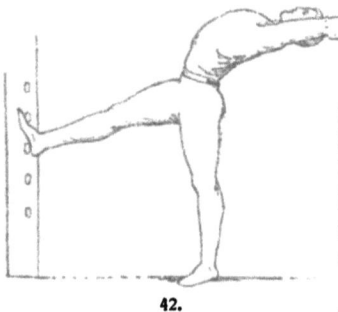

42.

beuge mit Armstrecken aufwärts, 4. Hochhalte, 5. Armschwingen vorwärts aus der Hochhalte. — Von besonderen Fehlern bei diesem Rumpfbeugen kann hervorgehoben werden, daß der Körper wackelt und sich dreht und daß das tragende Knie gebeugt wird.

Eine andere und etwas schwierigere Form der Übung entsteht, wenn das tragende Bein gleichzeitig mit dem Rumpfbeugen gebeugt wird. Dadurch wird nämlich ein Rumpfsenken rückwärts in dem Hüftgelenk des gestützten Beines ermöglicht, und wenn dieses dem Rumpfbeugen angefügt wird, kommt der Rumpf weiter rückwärts, wodurch die Arbeit der Bauchmuskeln vergrößert wird. Diese Form kann so eingeübt werden, daß das Kniebeugen zuerst für sich geschieht und danach das Rumpfbeugen. Beim Zurückgehen ist es dagegen am leichtesten, daß man das Knie- und Rumpfstrecken gleichzeitig geschehen läßt.

Aus der Stellung mit Unterstützung des Fußes muß man es nicht unterlassen, ein Rumpfsenken und -beugen vorwärts zu nehmen. Das ist eine der kräftigsten Übungen, um die Beckenhalter zu strecken.

Als erste Muskeln werden bei einem Rumpfbeugen rückwärts die in Bewegung gesetzt, die den Kopf rückwärts führen, der Riemenmuskel und der Nacken- und Halsteil der Rückenstrecker und ebenso die, deren Arbeit den Hals gestreckt und das Kinn eingezogen hält, nämlich der lange Halsmuskel und der lange und der kurze Kopf-Halsmuskel. Danach sollen die Muskeln anfassen, die die Brustwirbelsäule aufrichten, besonders die Streck-Drehmuskeln (Mm. semispinales) und die vielgespalteten Muskeln; der Halsteil der Rückenstrecker hat hier schon dadurch gleichzeitig etwas mitgeholfen, daß er den Hals rückwärts zog, da er nämlich zum Teil von den ersten 5—6 Brustwirbeln kommt. Die Rippen werden gehoben, indem die Rippenheber (Levatores costarum), die Rippenhalter (Scaleni) und der Brustkopfmuskel sie zwingen, den Brustwirbeln zu folgen, wenn ihre Krümmung ausgeglichen wird. Solange nur die genannten Muskeln wirken, ist die Übung, wie gesagt, nur eine Rückenübung. Erst wenn der Oberkörper so weit rückwärts gekommen ist, daß die Schwere ihn weiter führen will — indem die Lende gebeugt wird — wird sie eine Vorderseitenübung; denn dann müssen die Bauchmuskeln: der gerade, der äußere und der innere schräge Bauchmuskel anfassen; und dadurch, daß sie unter Verlängerung wirken (exzentrisch), lassen sie den Körper rückwärts gehen, bis die Bewegung aufhört, entweder weil die Bauchmuskeln und die Sehnenbänder der Lendensäule sich nicht weiter dehnen lassen, oder weil man willkürlich wünscht, die Bewegung zu hemmen. Der Oberkörper wird aufgerichtet dadurch, daß die Bauchmuskeln unter Verkürzung wirken (konzentrisch). Ihr Zug nach unten in den Rippen will den Rücken in dem Brustteil zu runden suchen; das wird verhindert von den oben genannten Rückenstreckern dieses Teils; aber das können sie in der Regel nur dann tun, wenn die Rippen gehoben sind, bevor der Zug der Bauchmuskeln nach unten in diesen zu groß geworden ist. Eine bedeutende Hilfe, die Rippen gehoben zu halten, ist es auch, den Atem anzuhalten, nachdem tief eingeatmet worden ist. Es ist aber unrichtig, dieses auszunutzen; das Atmen muß während der Übung weitergehen, auch wenn man nur kurze Atemzüge machen kann. — Es ist bemerkenswert, daß es die Muskeln sind, die an den ausgebogenen (konvexen) Seite der Krümmungen der Lenden- und Brustwirbelsäule verlaufen, die bei einem Rumpfbeugen rückwärts besonders in Tätigkeit sind. Dadurch werden sie gestärkt und gewöhnen sich daran, diese Krümmungen innerhalb ihrer normalen Größe zu erhalten. — Die Bauchmuskeln ziehen natürlich ebenso stark aufwärts in dem Becken als abwärts in den Rippen. Die Beckenneigung wird deshalb verringert werden, und das dreieckige Hüftgelenksband (Lig. iliofemorale, auch Bertinisches Band) wird strammer. Dieses Band zieht dann wieder vorwärts-aufwärts in dem Oberschenkelbein, und läßt man dieses nun mitfolgen, so wird das Knie gebeugt. Da man außerdem dadurch, daß man in den Knieen nachgibt, die Vorstellung bekommt, als hätte man sich im Rücken weiter rückwärts gebeugt, haben wir hier die Erklärung dafür, daß dieser Fehler so häufig bei Anfängern vorkommt. Er wird dadurch vermieden, daß der vierköpfige Kniestrecker das Knie gestreckt hält, was er sehr leicht kann. — Beim Rumpfsenken aus dem Kniestand mit weiterer Beugung der Knie wird der gerade Oberschenkelmuskel besonders kräftig gedehnt, indem sein Ursprung und sein Ansatz ungewöhnlich weit voneinander entfernt werden.

Rumpfsenken rückwärts aus dem Sitz mit Unterstützung der Füße (auch mit Rumpfbeugen). Wird die Übung auf der Bank (oder auf dem Schemel) ausgeführt, und stützt man die Füße ungefähr oder ganz am Boden, so muß man sich auf den vorderen Teil der Bank setzen; die Knie können in der Ausgangsstellung entweder gestreckt oder etwas gebeugt gehalten werden. Am Schluß der Bewegung, also nach dem Senken, müssen sie immer gestreckt sein, was nicht erreicht werden kann, wenn man auf der Bank zuweit nach hinten sitzt. In der sitzenden Stellung wird die Beckensenkung in der Regel geringer sein, namentlich wenn die Unterschenkel vorwärts geführt sind, denn dadurch werden die Beckenhalter stramm gezogen. Sie ziehen vorwärts in dem Sitzknorren, wollen also das Becken drehen (seine Neigung vermindern) und bewirken so, daß der Bogen der Lende aufgehoben wird. Daher kommt es, daß viele Schüler schon in der sitzenden Stellung einen krummen Rücken haben. Bevor das Rumpfsenken anfängt, muß der Lehrer deshalb, besonders im Anfang, die Schüler daran erinnern, daß sie den Rücken gut strecken; dies muß geschehen, ohne daß sich der Körper rückwärts senkt, wozu ihm die verkürzten Beckenhalter Neigung geben. (Um den Schülern in dieser Beziehung zu helfen, kann man ihren Beckenhaltern eine kräftige Streckung dadurch geben, daß man sie in der sitzenden Stellung eine Sprosse fassen läßt, so nahe wie möglich an der, auf die sie die Füße gesetzt haben, und sie sich mit gestreckten Knieen von der Bank erheben läßt). — Der Körper soll allein durch Bewegung in den Hüftgelenken rückwärts gesenkt werden. Das ist nicht leicht.

43.

Rumpfsenken aus dem Sitz

Aber auch hier, wie bei anderen Übungen, gilt der Satz, daß nicht nur die richtige Ausführung nützt, sondern auch, daß die falsche schadet. So versteht es sich von selbst, daß Lehrer wie Schüler es in diesem Punkte genau nehmen müssen.

Die Haltung kann bei dieser Übung auf zweierlei Weise verloren gehen, entweder dadurch, daß die Senkung mit rundem Rücken geschieht oder dadurch, daß die Lende zu viel gebeugt wird.

Der erste Fehler ist bei Anfängern der gewöhnlichere. Die Schwere will nämlich den Oberkörper abwärts führen durch Beugung in der Lende; um das zu verhindern, müssen die Bauchmuskeln stark dagegen arbeiten; sie üben dadurch einen bedeutenden Zug abwärts im Brustkasten aus, der Oberkörper wird vornüber gezogen, und der Rücken, besonders der Brustteil desselben, wird gerundet. Es ist um so natürlicher, diesen Fehler zu machen, als die Arbeit der Bauchmuskeln dadurch bedeutend erleichtert wird; denn je weniger gestreckt der Rumpf ist, desto kleiner ist sein Gewichtsarm und desto weniger wiegt er für die Bauchmuskeln. Außerdem — und das ist vielleicht der Hauptgrund — ist der Gewichtsarm der Bauchmuskeln kürzer, wenn die Lende gebeugt ist, als wenn sie rückwärts gekrümmt ist, weil sie im ersten Fall der vorderen Bauchwand näher ist als im letzteren. Endlich wird die Arbeit der Lenden-Hüftbeinmuskeln erleichtert, wenn die Lende nach außen geschoben wird, indem der Ursprung von seiner Befestigung entfernt wird.

Der zweite wesentliche Fehler, dessen sich mehr geübte Schüler schuldig machen, ist der, daß sie die Lende zu sehr beugen, indem sie das Becken an der Bewegung rückwärts nicht genügend teilnehmen lassen. Der Grund hierfür ist folgender: Der Sitzknorren ragt etwa 8 cm über die Mitte des Hüftgelenks hinab. Wenn man deshalb in sitzender Stellung den Körper zur wagerechten Haltung rückwärts senkt, müssen entweder die Hüftgelenke ein entsprechendes Stück rückwärts gehen, oder der Gesäßknorren muß ein entsprechendes Stück vorwärts gleiten, wovon man sich bei folgendem Versuch überzeugen kann. Man setzt sich auf den Boden mit den Fersen gegen eine Wand oder dergleichen gestützt und mit gestreckten Knien und legt sich dann auf den Rücken, die Fersen gleiten dann etwa 8 cm von der Wand ab. Werden dagegen die Füße gegen den Boden und gegen die Wand hin festgehalten, dann gleiten die Gesäßknorren vorwärts, wenn der Rumpf rückwärts gelegt wird. Man kann dies deutlich fühlen, wenn man sich auf seine Finger setzt.

Obschon es sich deshalb wohl machen läßt, ein Rumpfsenken rückwärts mit geradem Rücken vorzunehmen, auch wenn die Hüft= gelenke stillgehalten werden, und die Gesäßknorren also vorwärts= gleiten müssen, so wird doch das Becken geneigt sein, wegen des Reibungswiderstandes zwischen den Sitzknorren und dem Boden zu früh innezuhalten, wodurch es notwendig wird, die Lende zu beugen, wenn die Bewegung fortgesetzt werden soll. Wenn man dagegen in der Ausgangsstellung die Knie etwas gebeugt hält und sie sich während der Senkung strecken läßt, ist es sicherlich am leich= testen, eine zu große Beugung der Lende zu verhindern, indem die Hüftgelenke nun rückwärts gehen können und die Bewegung mit dem Sitzknorren als Mittelpunkt geschehen kann. Dazu kommt noch, daß der Rücken in der Ausgangsstellung leichter gerade gehalten wird, wenn die Knie gebeugt sind.

Haben die Schüler gelernt, den Rücken bei dem Senken gut ge= streckt zu halten, so ist die Übung sehr nützlich für die Haltung. Denn hier, wie bei so vielen anderen Gelegenheiten im Turnen, gilt die Regel: je schwieriger es ist, die gute Haltung zu bewahren, desto nützlicher ist es zugleich, wenn es wirklich geschieht. Wir haben hier wie beim Rumpfbeugen rückwärts die Muskeln in Arbeit, die über die ausgebogene (konvexe) Seite der Krümmungen der Lenden= und Brustwirbelsäule gehen, und es wird also darauf hingewirkt, diese Krümmungen auszugleichen. — Um Anfängern dabei zu helfen, die Übung richtig auszuführen, kann man sie ein kleines Rumpfbeugen rückwärts in Verbindung mit tiefem Ein= atmen vor dem Senken machen lassen; dabei werden die Rippen gehoben und befestigt, so daß es für die Bauchmuskeln schwieriger wird, sie abwärts zu ziehen. Es kann aus demselben Grund auch praktisch sein, daß man die Schüler vor dem Senken ein Kopf= beugen rückwärts machen läßt. — Es ist nicht leicht, die Atmung während der Übung fortzusetzen; der starke Zug der Bauchmus= keln abwärts an den Rippen macht es schwierig, diese zu be=

wegen, und durch den Druck eben derselben Muskeln auf die Eingeweidewerden diese gegen das Zwerchfell hinaufgetrieben

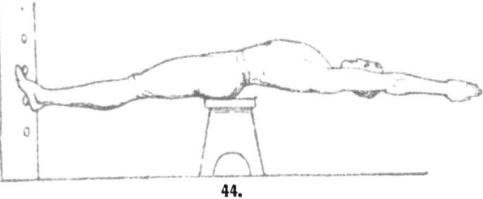

44.

und dessen Bewegungen also auch gehindert. Es handelt sich hier also um eine der Übungen, bei denen man am meisten dazu geneigt ist, den Atem ganz anzuhalten. Der Lehrer kann es den Schülern leicht ansehen, ob dieses geschieht, da in diesem Fall ihr Gesicht gerötet wird; denn der Zutritt des Blutes zu dem kleinen Kreislauf wird gehemmt, und es häuft sich also in dem großen Kreislauf, was an der Gesichtsfarbe zu sehen ist und als unangenehmer Druck im Kopfe von dem Turner selbst verspürt wird. Dies ist schädlich und muß dadurch vermieden werden, daß man das Atmen fortsetzt, selbst wenn man nur kleine Atemzüge machen kann. Je schwächer die Bauchmuskeln sind, desto eher wird das Atmen gehemmt. Der Lehrer muß deshalb bei Anfängern die Senkung und die Aufrichtung schnell aufeinander folgen lassen, um dem Atmen so wenig Beschwerde wie möglich zu machen.

Die Übung wird in dreierlei Weise verstärkt: 1. Dadurch, daß die Senkung größer gemacht wird, 2. durch schwierigere Armhaltungen und Armbewegungen, und 3. dadurch, daß die Füße höher vom Boden hinauf gestützt werden.

Das Senken hat folgende Grade nach den Anstrengungen geordnet: a) Senkung bis zu 45°, b) Senkung mit Beugung bis zum Boden, c) Senkung zur wagerechten Haltung (Bild 44). — Einige nehmen noch einen vierten Grad mit, der leichter ist als einer der genannten, nämlich eine Senkung, die nicht größer ist, als daß man sie eben sehen kann; sie tun es aus dem Grund, weil die richtige Haltung des Körpers am besten bei einer geringen Senkung eingeübt und angewöhnt wird. Es ist nicht zu leugnen, daß ein Senken bis 45° so anstrengend für Anfänger, besonders der weiblichen Jugend, ist, daß sie nicht Kräfte genug besitzen, eine gestreckte Haltung zu bewahren. Man kann die Schüler deshalb anfänglich auch die Kante der Bank fassen lassen, so daß ihre Arme den Bauchmuskeln helfen, den Oberkörper zu tragen. — Es ist nicht selten, daß man Turner trifft, bei denen die angeführte Reihenfolge der Senkungen in bezug auf die Anstrengungen nicht paßt.

Wegen des dreieckigen Hüftgelenkbandes (Bertinisches Band, Lig. iliofemorale) kann die Senkung — rein als solche, also mit ausschließlicher Drehung in den Hüftgelenken! — nicht weiter gehen, als bis der Körper mit den Beinen in gleicher Linie liegt. Soll der Oberkörper weiter geführt werden, so muß es geschehen durch eine Einbiegung des Rückgrats. Diese wird gewöhnlich ganz bis an den Boden vorgenommen, so daß der Nacken auf diesem ruht, was dem Körper während der Übung einen Halt gibt. Ist das Gerät, auf dem man sitzt, zu hoch, oder ist der Rücken so steif, daß man den Boden nicht erreichen kann, so geht man eben so weit, wie die Bauchmuskeln und die Sehnenbänder des Rückens (namentlich die der Lende) es erlauben. Die Übung ist dann ein wenig anstrengender. Wenn man sich nach dem Beugen aufrichten soll, kommt man in die Versuchung, einen kleinen Ruck mit dem Kopf zu machen, um gleichsam die Bewegung in Gang zu setzen; dabei wird aber der Rücken gerundet, und die Brust fällt ein. Man soll im Gegenteil zu Anfang des Aufrichtens den Nacken rückwärts drücken. Man kann sagen, daß der Kopf als Erstes abwärts und als Letztes aufwärts gehen solle. — Wenn nach dem Senken das Beugen dazu kommt, ist es besonders zu empfehlen, Anfänger die Bankkante fassen zu lassen. — Für die meisten ist der Grad der Übung am meisten anstrengend, bei dem das Senken so weit geht, wie es möglich ist, also bis das dreieckige Hüftgelenkband die Bewegung im Hüftgelenk hemmt, oder — praktisch gesagt — bis der Körper wagerecht liegt. Stehen nämlich die Beine etwas schräg nach unten, so geht das Senken nicht ganz so weit; aber in der Praxis sieht man davon ab. In wagerechter Haltung wiegt der Körper am meisten für die Bauchmuskeln; es ist dann am schwierigsten, ihn in der Stellung zu halten und ihn wieder in Bewegung nach oben zu bringen.

Die Übung wird in allen genannten Graden durch folgende Armstellungen und Bewegungen verstärkt: a) Hüftstütz, b) Nacken=

halte, c) Armbeuge mit Armstrecken aufwärts, d) Hochhalte, e) Armschwingen vorwärts aus der Hochhalte.

Endlich wird die Übung in allen Graden des Senkens und der Armhaltungen dadurch verstärkt, daß die Füße, die anfangs am Boden gehalten werden sollen, höher gesetzt werden, so daß die Beine wagerecht liegen oder noch etwas höher kommen.

Diese Übung ist die wichtigste Vorderseitenübung, wie das Vorlingsliegen die wichtigste Rückenübung ist. Sie stärkt in hohem Grade die Bauchmuskeln, gleichzeitig reizt sie die Verdauungsorgane und befördert ihre Wirksamkeit in verschiedener Weise. Beim Rumpfsenken allein arbeiten die Bauchmuskeln in ihrer normalen Länge, und die Übung kann dann dazu beitragen, den hohlen Rücken zu berichtigen; wird die Beugung vorgenommen, so werden die Bauchmuskeln verlängert, was für solche von Nutzen ist, die den krummen Rücken der Arbeiter haben. Wird die richtige Stellung des Rückens, der Brust und des Kopfes genau überwacht, so nützt die Übung der ganzen Haltung.

Die Muskeln, die in bezug auf das Hüftgelenk beim Senken tätig sind, sind die Bauchmuskeln des Hüftgelenkes, der Lendendarmbeinmuskel, der gerade Kopf des Schenkelstreckers, der Schneidermuskel und der Spanner der Oberschenkelbinde. Sie wirken der Schwere entgegen, die die Senkung ausführt, also in Verlängerung (exzentrisch), wenn der Körper rückwärts geht, und in Verkürzung (konzentrisch), wenn der Körper aufgerichtet wird. Sie wollen das Oberschenkelbein aufwärts ziehen und wollen also das Knie beugen; dieses muß gestreckt gehalten werden von dem vierköpfigen Kniestrecker. Der Rücken muß in der Lende steif gehalten werden, weil die Schwere ihn beugen will; das führen der gerade, der äußere und der innere schräge Bauchmuskel aus. Ihrem starken Zug abwärts am Brustkasten, wodurch der Körper sich vornüber beugen will, wird entgegengewirkt von den Rückenstreckern; von diesen haben, ihrer Stellung und Stärke nach, die meiste Arbeit die Streck-Drehmuskeln (Mm. semispinales) der Brustwirbelsäule und der vielgespaltene Muskel. Der Kopf, der infolge der Schwere rückwärts fallen will, wird aufrecht gehalten von dem Brusthinterkopfmuskel, den Rippenhaltern (Scaleni), dem langen Halsmuskel, dem langen und dem kurzen vorderen Kopfhalsmuskel. Wenn die Füße gegen eine Sprosse gestützt sind, wird der Fuß aufwärts gebeugt (dorsalflektiert) gehalten von dem vorderen Schienbeinmuskel, dem langen Großzehenstrecker, dem langen gemeinsamen Zehenstrecker und dem kleinen Wadenbeinmuskel.

Liegestütz. Die Stellung des Körpers beim Liegestütz kann kurz so angegeben werden, daß er sich in der Grundstellung befinden muß, die Arme selbstverständlich ausgenommen. Die Bauchmuskeln haben hierbei die größte Arbeit, indem die Schwere den Körper dazu bringen will, daß er in einem Bogen hinabsinkt durch eine Beugung in der Lende (und durch volles Strecken der Hüftgelenke); der Beugung der Lende kann hier wie in den meisten Fällen nur von den Bauchmuskeln entgegengewirkt werden, indem sie den Abstand zwischen dem vordern Teil des Beckengürtels und dem Brustbein erhalten. Die Arme müssen so weit wie möglich rechtwinklig am Körper stehen. — Da die Stellung dadurch erleichtert wird, daß der Körper in einem Bogen hinabsinkt, ist dieses der gewöhnlichste Fehler. Diesem Fehler folgen gewöhnlich die andern, daß einmal der Körper nicht fest genug gegen die Schulterblätter gehalten wird, die dann zu viel nach außen stehen, und daß zweitens der Kopf vorwärts sinkt; dann sieht der Körper aus, als ob er einen Buckel über den Schultern hätte. Diese Fehler werden dadurch berichtigt, daß der Kopf mit eingezogenem Kinn gehoben wird, daß die Schulterblätter fest an den Körper und gut zusammengezogen gehalten werden, und endlich dadurch, daß die Schweifung der Lende von den Bauchmuskeln ausgeglichen wird. Dieses letztere wird sehr oft übertrieben, so daß der Körper durch gleichzeitiges Beugen der Hüftgelenke am höchsten liegt; denn auch diese Stellung erleichtert die Arbeit der Bauchmuskeln bedeutend. Sie entsteht besonders dadurch, daß der Abstand zwischen den Händen und den Füßen zu klein ist.

Der Liegestütz erscheint in seinen verschiedenen Graden: a) als hoher Liegestütz, b) als freier Liegestütz, c) als wagerechter, d) als tiefer und e) als senkrechter Liegestütz. Diese Grade werden ferner verstärkt dadurch, daß man die Spannweite zwischen den Händen und Füßen vergrößert, und daß man auch den Abstand zwischen den Händen größer werden läßt.

a) Hoher Liegestütz. Dieser wird ausgeführt mit den Händen gegen eine Bank, einen Schemel, einen niedrigen Querbalken, eine Schwebestange u. dgl. — Die Hände fassen das Gerät mit Ristgriff, die Daumen gegeneinander gewendet. Diese Form des Liegestützes ist die leichteste, weil der wagerechte Abstand zwischen

den Händen und Füßen verkleinert ist und weil der Körper schräg steht, so daß ein bedeutender Teil seines Gewichtes von den Beinen getragen wird. Aus beiden Gründen wird die Arbeit der Bauch=
muskeln geringer und auch die der Arme. Der gewöhnliche Gang der Übung, den man einzuschlagen pflegt, ist der, daß man die Hände zunächst etwas über Kniehöhe stützen läßt und dann in der Folge das Gerät allmählich niedriger stellt; selbst wenn die Hände nur noch wenig über dem Boden gestützt sind, wird die Übung da=
durch noch merklich erleichtert, weil die Füße hier nicht so leicht ausgleiten. — Besonders bei erwachsenen weiblichen Anfängern ist es notwendig, ziemlich lange den hohen Liegestütz zu gebrauchen, bevor man zu schwereren Formen übergeht, da deren Bauch=
muskeln in der Regel besonders schwach sind.

b) Wenn die Hände in gleicher Höhe mit den Füßen stützen, be=
zeichnet man die Übung als **freien Liegestütz**. Hier wird die Arbeit der Arm= und der Bauchmuskeln vergrößert, da der Abstand zwischen Händen und Füßen größer ist und die Beine weniger von dem Gewicht des Körpers tragen. Ist der Boden glatt und wollen die Füße ausrutschen, so kann es notwendig sein, die Hände mehr unter den Körper heranzuziehen, so daß der rechte Winkel zwischen dem Körper und den Armen nicht innegehalten wird, oder man stützt die Füße gegen eine Wand. — Freier Liegestütz kann entweder dadurch eingenommen werden, daß man auf den Händen vorwärts läuft (nach einiger Übung kann man beinahe auf die Hände vorwärts springen), oder dadurch, daß man die Füße rückwärts wirft. Dieses letztere kann dadurch eingeübt werden, daß man es als eine besondere Übung betreibt, die darin besteht, daß man die Füße mehrere Male hintereinander rückwärts wirft und sie leicht und schnell wieder vorwärts rückt; dieses ist schon an sich eine wertvolle Übung, nicht am wenigstens nützt sie den Verdauungsorganen (die Übung kann bedeutend dadurch ver=
stärkt werden, daß sie mit gestreckten Knieen ausgeführt wird; sie erfordert dann zugleich große Geschmeidigkeit in den Hüftge=
lenken).

In dem hohen und dem freien Liegestütz können mehrere Be=
wegungen vorgenommen werden, die hier in der Ordnung ge=
nannt werden, in der die Anstrengung für die meisten Turner sich

steigert: 1. Schnelles Kopfdrehen. 2. Einfaches Beinheben; der Körper darf dabei nicht gehoben werden, wenn das Bein gehoben wird; dieses muß völlig gestreckt gehalten werden im Knie und im Fußspann. Die Arbeit der Bauchmuskeln wird dadurch vergrößert, daß das Gewicht des gehobenen Beines zum Teil von ihnen getragen wird. 3. Armbeugen. Die Ellenbogen können entweder gerade in Schulterhöhe zur Seite geführt oder gegen den Körper gehalten werden. Das erstere, das die schönste Stellung gibt, erfordert, daß die Hände beim freien Liegestütz mit den Fingern gegeneinander gedreht werden (beim hohen Liegestütz sind sie es zum Teil schon in der Ausgangsstellung); die Handgelenke werden dadurch stark rückwärts gebeugt (dorsalflektiert), was von Nutzen sein kann, da sie bei vielen zu steif sind. Die Stellung der Hände und der Schultern zueinander vor dem Beugen soll hier am besten so sein, daß die Schultern bei dem Beugen gerade über die Hände kommen; sie wollen gerne vor diese gelangen. 4. Einfaches Armführen aufwärts. Hierbei muß der tragende Arm schräg gegen die Mittellinie des Körpers stehen, des Gleichgewichts wegen; die Hände müssen deshalb zu Beginn nicht zu weit auseinander stehen. Man ist geneigt, sich auf dem tragenden Arm halb seitlings zu drehen, indem der andere gehoben wird; das darf man nicht; der Körper muß in derselben Stellung gehalten werden wie beim einfachen Liegestütz, mit der Brust genau nach unten. Der Arm muß in gewöhnlicher Hochhalte ans Ohr geführt werden, also mit der Handfläche dem Kopf zugekehrt. 5. Einfaches Beinheben mit nachfolgendem Armbeugen. Das Armbeugen kann auch gleichzeitig mit dem Beinheben geschehen, so daß man die Beine bei jedem Armbeugen umwechselt. 6. Einfaches Armheben aufwärts und Beinheben. Arm und Bein der entgegengesetzten Seite werden gleichzeitig gehoben. Die Anstrengung bei dieser Stellung wird nicht am wenigsten dadurch vergrößert, daß es schwer wird, das Gleichgewicht zu halten.

Bei dem hohen und dem freien Liegestütz werden die Bauchmuskeln etwas verkürzt, so daß die Übung dazu beitragen kann, den hohlen Rücken zu berichtigen.

c) **Wagerechter Liegestütz.** So werden alle die Arten von Liegestützen genannt, bei denen die Füße in gleicher Höhe mit den

Schultern sind. Der Körper liegt also wagerecht. Diese ist die kräftigste aller Liegestützübungen als Vorderseitenübung betrachtet; das Gewicht des Körpers fällt dann nämlich am stärksten auf die Bauchmuskeln. In diesem wagerechten Liegestütz können Kopfdrehen, Armbeugen und einfaches Armheben (aufwärts) ausgeführt werden. Beim Armbeugen müssen die Arme ein wenig schräg unter dem Körper hinein stehen, da die Schultern sonst zu weit hinter die Hände kommen werden und die Armbeuge infolgedessen nicht vollständig ausgeführt werden kann. —

d) Tiefer Liegestütz. So werden die Liegestützstellungen genannt, bei denen der Körper schräg liegt, mit den Füßen höher als die Schultern. In demselben Grade, wie die Füße weiter nach oben geführt werden, wird die Arbeit der Bauchmuskeln wieder verringert, während die der Arme vermehrt wird, da ein stets größerer Teil des Körpergewichts auf diese verlegt wird. Hüft- und Schulterhöhe werden für die Füße am meisten angewandt. Beim tiefen Liegestütz kann Armbeugen ausgeführt werden, wenn nur die Arme genügend schräg unter dem Körper hinein stehen. Es ist hier leichter als beim wagerechten Liegestütz; wenn nämlich die Füße gut fest in den Sprossen (oder auf dem Querbalken, der sich zu dieser Übung vorzüglich eignet) eingehakt sind, tragen sie einen nicht geringen Teil von dem Gewicht des Körpers beim Armbeugen. — Tüchtige Turner können, mit den Füßen in Schulterhöhe und mit den Armen etwas schräg vorwärts, den Rumpf senken, ohne die Arme zu beugen, durch Bewegung allein in den Schultern. Das ist wirksam, um steife Schultern gelenkiger zu machen.

e) Senkrechter Liegestütz. Hierbei werden die Füße nacheinander, oder nach hinreichender Übung gleichzeitig, in den Sprossen so weit nach oben wie möglich gesetzt, indem die Hände gleichzeitig gegen die Sprossenwand herangehen bis zum Abstand von ungefähr einer Fußlänge. Der Kopf wird gut rückwärts gebeugt, um zu verhindern, daß man hintenüber fällt. Der Körper steht dann ungefähr in derselben Stellung wie beim Handstand. Von den Geübtesten können die Füße ein wenig von der Sprossenwand (oder der Wand) entfernt werden, so daß nur der Unterleib dagegen gestützt wird. Dadurch wird die Ähnlichkeit mit dem Handstand noch

Vorderseitenübungen

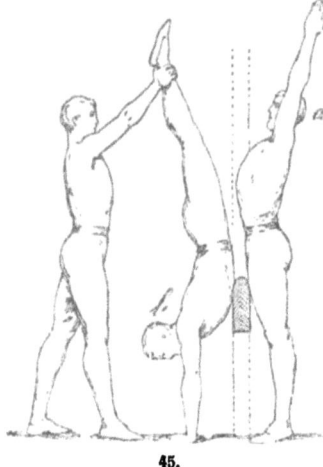

45.

größer. Um aus dieser Stellung wieder hinunter zu kommen, geht man erst einen Schritt vorwärts auf den Händen, und indem das Gewicht des Körpers etwas auf die Arme hinübergeführt wird, werden die Beine, am besten in einem Zug, bis zu den Händen herangezogen, so daß man tiefe Hockstellung einnimmt. — Diese letzte Art der Übung kann in einer für die Schüler anziehenden Form an einem Querbalken geübt werden, der etwas unter Hüfthöhe gestellt ist. Man stellt sich mit der Vorderseite der Oberschenkel gegen den Querbalken und macht mit aufwärts gestreckten Armen ein Rumpfbeugen vorwärts über den Balken hinweg. Die Hände werden dann gegen den Boden gestellt, etwas über eine Fußlänge vom Querbalken entfernt, und die Beine werden gestreckt und geschlossen aufwärts geschwungen, bis der Körper senkrecht in einem Bogen steht, wie beim Handstand. Das Zurückgehen aus dieser Stellung kann dadurch geschehen, daß die Beine auf demselben Wege hintergeschwungen und gegen den Boden gesetzt werden, so nahe am Querbalken wie möglich, wonach dann der Körper zu seiner Ausgangsstellung emporgeschwungen wird. Hierbei muß beachtet werden, daß einmal die Beine mit einem recht schnellen Schwung nach unten geführt werden müssen, damit sie den Körper aufwärts kippen können, und zweitens, daß die Hände nicht vom Boden genommen werden sollen, bevor die Füße ganz oder beinahe niedergestellt sind; sonst wird das Gewicht des Körpers die Beine wieder nach oben kippen, so daß man einen Augenblick wagerecht auf dem Querbalken liegt und darnach wieder auf die Hände hinunterfällt. Das Zurückgehen kann auch dadurch geschehen, daß man auf den Händen vorwärts geht, bis die Füße über dem Querbalken liegen, also bis zum wagerechten

Liegestütz; darnach zieht man die Füße bis an die Hände heran und richtet sich empor.[1]

Außer den Bauchmuskeln werden bei den Liegestützübungen die Streckmuskeln der Arme geübt, sie bilden deshalb Vorübungen zu allen Übungen, bei denen der Körper auf den Armen gestützt getragen werden muß: dem Handstand, den Stützsprüngen (gebundenen Sprungübungen), den Übungen im Barren u. a.

Beim Liegestütz werden die Arme im Ellenbogen gestreckt gehalten von dem dreiköpfigem Streckmuskel des Armes und dem kleinen Streckmuskel des Armes (Anconaeus). In dem Schultergelenk will die Schwere bewirken, daß der Oberarm aus der Vorhalte in die Hochhalte geführt wird oder auch etwas mehr unter den Körper hinein, wenn nicht der große Brustmuskel, der vordere Teil des Deltamuskels, der lange Kopf des zweiköpfigen Armbeugers und der Obergrätenmuskel dagegen halten. Der Körper, der von den Schulterblättern hinunterfallen will, wird gegen sie emporgehalten, im wesentlichen von dem sägeförmigen Brustmuskel, besonders von seinem oberen und mittleren Teil; er wirkt hier, wie bei den vierfüßigen Tieren, deren Vorderkörper in diesem Muskel auf den Vorderbeinen hängt, der wie ein breiter Reifen von den Schulterblättern um den Brustkasten hinuntergeht. Der kleine und der große Brustmuskel helfen auch mit. Der Kopf wird hoch und die Brustwirbelsäule gerade gehalten von den Rückenstreckern; die Lende wird von den Bauchmuskeln daran gehindert, sich zu beugen, nämlich von dem geraden, dem äußeren und dem inneren schrägen. Die Hüftgelenke, die nicht ganz gestreckt sein dürfen, werden gebeugt gehalten von dem Lendendarmbeinmuskel, dem geraden Oberschenkelmuskel, dem Schnei-

---

1) Der Handstand wird auch als mehr oder weniger freie Übung aus der Schrittstellung mit Hochhalte so geübt, daß ein schwunghaftes Rumpfbeugen vorwärts mit Aufstützen der Hände auf den Boden und gleichzeitig ein Abstoßen der Füße vom Boden und ein Hochschwingen der Beine erfolgt, worauf die Füße während des Handstehens Stütz an der Wand finden oder von zwei Helfern, später von einem, erfaßt werden. — Die Hand- und Fingerbeuger wie -strecker erhalten das Gleichgewicht des Rumpfes über den Händen; die Strecker des Armes müssen kräftig arbeiten; der Deltamuskel hält vom Arme aus das Schulterblatt fest, damit dieses wiederum einen sichern Halt für den Säge- und Kappenmuskel gibt, die den Körper festhalten sollen. Der Zug der Bauchmuskeln, namentlich des geraden, muß einer zu starken Lendenbiegung und einem Hintenüberfallen entgegenwirken.

dermuskel und dem Spanner der Oberschenkelbinde. Die Knie, die die Schwere beugen will, werden gestreckt gehalten von dem vierköpfigen Kniestrecker (was leicht fällt, weil der gerade Oberschenkelmuskel in Tätigkeit ist, dadurch, daß er das Hüftgelenk gebeugt hält und es deshalb nicht lassen kann, das Knie zu strecken).

Knieheben mit Griff bei hochgestreckten Armen. Man steht rücklings ganz nahe gegen die Sprossenwand, so daß die Ferse, das Bein, das Kreuz und der Nacken fest gegen diese gehalten werden, und faßt mit den Händen so hoch, wie es möglich ist, ohne die Fersen zu heben. Man lernt zuerst, ein Knie zu heben. Das Knie wird so hoch gehoben, daß der Oberschenkel ganz wagerecht liegt; man hebt es selten hoch genug. Der Lehrer kann ruhig den Schülern sagen, daß sie es so hoch heben sollen, wie sie können, wenn sie nur das andere Bein gestreckt und das Kreuz fest gegen die Sprossen halten; denn dann wird das Knie nicht zu hoch gehoben werden können. Das Knie wird etwas nach außen gehalten und der Fuß gestreckt. Es ist ein sehr gewöhnlicher Fehler, daß das tragende Bein im Knie gebeugt wird, weil die Bauchmuskeln das Becken drehen, so daß das dreieckige Hüftgelenkband strammer gemacht wird und den Oberschenkel mit sich zieht. Diesem Fehler folgt immer ein anderer, nämlich der, daß die Lende rückwärts gebeugt und das Kreuz von der Sprossenwand entfernt wird, wozu man um so mehr geneigt ist, als das Knieheben dadurch erleichtert wird. — Nach dem Knieheben kann Knieführen seitwärts gemacht werden, Kniestrecken und aus diesem Beinführen seitwärts. — Als Vorderseitenübung ist einfaches Knieheben nur wenig kräftigend, weil das Becken auf dem tragenden Bein ruht; es ist aber eine gute Einleitung zu der folgenden Übung.

Heben beider Knie aus der Grundstellung mit Hochhalte der Arme und Griff an einer Sprosse. Dieses ist eine kräftige Vorderseitenübung; denn das Gewicht der Beine will, wenn beide Knie gehoben sind, das Becken drehen — seinen Neigungswinkel vergrößern — und die Lende einbiegen, wenn nicht die Bauchmuskeln das Becken vorne in seiner richtigen Stellung halten. Auch hierbei fordert man, damit das Knieheben richtig ausgeführt wird, daß die Knie ganz in die Höhe des Hüftgelenkes gehoben

Knieheben im Streckhang 109

werden — die Oberschenkel also wagerecht — ohne daß das Kreuz die Sprossenwand verläßt; dazu ist es sehr geneigt, weil das Knieheben dadurch erleichtert wird. Dies ist keiner der schlimmsten Fehler; denn beim hohen Knieheben kann es unmöglich unterbleiben. Dagegen ist es ein schlimmerer Fehler, den Rücken oben rund zu machen und den Kopf vorwärts zu führen; aber das ist verhältnismäßig leicht zu umgehen, weil der Körper unter andern in dem großen und dem kleinen Brustmuskel hängt, die beide in den Rippen aufwärts ziehen und also gut dazu beitragen, die Brustwirbelsäule gerade zu halten. Wenn

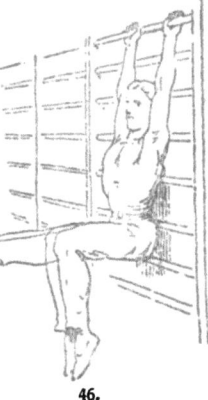

46.

deshalb nur der Kopf gut zurückgehalten wird, ist die Haltung des Oberkörpers richtig. — Nach dem Heben beider Kniee kann Knieführen seitwärts gemacht werden, Kniestrecken und Beinspreizen. Anstatt beide Kniee zu heben und dann zu strecken, kann man die Beine geschlossen und gestreckt vom Boden heben; das ist ziemlich viel anstrengender und muß deshalb geübt werden.

Knieheben aus dem Streckhang ist in seiner Ausführung ganz gleich der vorhergehenden Übung. Es ist einen Grad schwerer, da man die Füße nicht gegen den Boden stützen kann nach jedem Knieheben. Man fängt auch hier mit einzelnem Knieheben an, Knieführen seitwärts, Kniestrecken und Beinführen seitwärts und Beinheben. Das frei herabhängende Bein ist hier mehr geneigt, sich zu beugen und dem anderen zu folgen, als wenn es, wie bei der vorigen Übung, auf dem Boden steht. Mit beiden Knieen gehoben kann Knieführen seitwärts, Kniestrecken und Beinspreizen vorgenommen werden. Ebenfalls darf es hier nicht versäumt werden, Beinheben auszuführen.

Diese Kniehebungen und Beinhebungen gehören zu den besten Übungen, den hohlen Rücken zu bekämpfen, da durch sie die Bauchmuskeln sehr gestärkt und verkürzt werden. Der Bogen der

Lende wird besonders kräftig ausgeglichen, namentlich bei hohem Knie- und Beinheben, ohne daß die Brustwirbelsäule und der Hals ihre richtige Haltung zu verlieren brauchen. — Diese Übungen sind ferner ausgezeichnete Vorübungen für das Klettern und für den Aufschwung vorlings und den Überschwung, also für viele Hebe- und Geschicklichkeitsübungen. — Endlich muß hervorgehoben werden, daß sie nicht nur Vorderseiten- sondern nebenbei auch Hebeübungen sind.

Die Knie werden gehoben von dem Lendendarmbeinmuskel, dem geraden Oberschenkelmuskel, der jedoch erst während des Kniestreckens in Tätigkeit tritt, dem Schneidermuskel und dem Spanner der Oberschenkelbinde. Da das Gewicht der gehobenen Beine das Becken rückwärts drücken will (seinen Neigungswinkel vergrößern und also die Lende einbiegen), müssen die Bauchmuskeln in Arbeit gesetzt werden, um das Becken vorn hinreichend gehoben zu erhalten, besonders der gerade, der äußere und der innere schräge Bauchmuskel. Ihrem starken Zug nach unten in dem Brustkasten wird entgegengewirkt von dem großen und dem kleinen Brustmuskel, zum Teil auch von den Rippenzacken des breiten Rückenmuskels, vielleicht auch etwas von dem unteren Teil des Sägemuskels. Der obere Teil der Rückenstrecker hält die Brustwirbelsäule gerade und den Kopf zurück. — Die Knie werden vorwärts gestreckt von dem vierköpfigen Kniestrecker. Beim Kniestrecken wird die Arbeit der Hüftgelenksbeuger und der Bauchmuskeln ganz bedeutend vermehrt, sowohl weil die Beine dadurch bedeutend mehr wiegen für diese Muskeln, und in der Regel auch, weil die Beckenhalter (Unterschenkelbeuger) sich nur mit Schwierigkeit so weit dehnen lassen, wie es notwendig ist, damit die Beine wagerecht liegen; sie üben also einen recht großen Zug abwärts in den Beinen aus. Es ist für die meisten Schüler die schwierigste Stellung, die Beine ganz wagerecht mit gerader Lende und mit dem Kreuz gegen die Sprossenwand, zu halten. Darf man die Beine höher heben, dann wird die Stellung leichter, da der Schwerpunkt der Beine sich dem Körper nähert, und ihr Gewichtsarm also verkleinert wird. Die Beine werden über die wagerechte Stellung gehoben durch die Bauchmuskeln, die vorn das Becken heben, und nicht durch die Hüftgelenksbeuger, da diese sich in der Regel nicht mehr zusammenziehen können. Bei der Stellung mit gestreckten Beinen ist man geneigt, die Beine nach innen zu drehen, so daß die Zehenspitzen geschlossen werden oder sich nach innen drehen, indem die Fersen auseinander gehen. Das hat seinen Grund darin, daß der kräftigste Muskel, der das Bein hebt, der Lendendarmbeinmuskel, zugleich Einwärtsroller ist; man muß deshalb die Auswärtsroller dafür in Arbeit setzen, das Bein in seiner richtigen Stellung zu halten, namentlich den hinteren Teil von dem mittleren und kleinen Gesäßmuskel, den birnenförmigen Muskel, den inneren Hüftlochmuskel mit den Zwillingsmuskeln, den viereckigen Hüftmuskel, den äußeren Hüftlochmuskel, den großen, den langen, den kurzen Anzieher und den Kammuskel.

Beinheben in der Rückenlage. Diese Übung hat in vielem Ähnlichkeit mit den vorhergegangenen Beinhebeübungen, ist aber viel leichter. Die Beine sollen geschlossen gehoben werden, gestreckt und ein wenig nach außen gedreht. Je höher die Beine gehoben werden, desto leichter ist es; deshalb sind die kleinen Hebungen die schwierigsten, am allerschwersten ist es, die Beine ein Geringes vom Boden gehoben zu halten. Je höher die Beine gehoben werden, desto mehr werden die Bauchmuskeln verkürzt und um so mehr wird also die Beckensenkung und die Einbiegung der Lende vermindert. Die hohen Beinhebungen sind also am meisten geeignet, den hohlen Rücken zu berichtigen, genau wie die hohen Kniehebungen aus dem Hangstand. Die Übung kann dadurch erschwert werden, daß mehrere Hebungen gemacht werden, ohne daß die Beine zwischendurch ganz zum Boden gesenkt werden. Die Arme können längs den Seiten des Körpers gehalten werden, oder aufwärts gestreckt in dessen Verlängerung. Das letztere ist das bessere, denn der Körper bildet dann ein besseres Gegengewicht gegen die Beine, und die Rippen, die die Bauchmuskeln nach unten ziehen wollen, werden leichter gehoben gehalten (und der Rücken wird also leichter gerade gehalten), wenn die Brustmuskeln gedehnt sind, was sie ja bei aufwärts gestreckten Armen schon sind. Diese und der Nacken müssen fest gegen den Boden gedrückt werden; denn dadurch werden die Rückenstrecker in Tätigkeit gesetzt, und der Rücken wird gerade gehalten. — Die Übung darf nur vorgenommen werden, wenn der Fußboden so rein ist, daß die Schüler sich ohne Bedenken hinlegen können. — Die Ausgangsstellung und die Aufrichtung aus dieser müssen besonders lebhaft und bestimmt befohlen werden; dieses trägt sehr dazu bei, Leben in die Übung zu bringen und sie ansprechender zu machen.

Die Beine werden gehoben von dem Lendendarmbeinmuskel, dem geraden Oberschenkelmuskel, dem Schneidermuskel und dem Spanner der Oberschenkelbinde. Hierbei will der Neigungswinkel des Beckens vergrößert werden, was von dem geraden, dem äußeren und dem inneren schrägen Bauchmuskel verhindert wird.

X. Rückenübungen.

Die meisten alltäglichen Arbeiten hat man vor sich, und man muß den Körper vorwärts führen, um sie zu verrichten und um eine bequeme Stellung dafür zu bekommen. Wie man weiß, neigen die meisten ihren Körper zur Arbeit nach vorn, weniger durch eine Senkung in den Hüftgelenken, als vielmehr durch eine Beugung im Rücken, besonders in der Lende. Wie verschieden und mannigfaltig die Arbeit auch sein mag, so bietet dieser nach vorn gekrümmte Rücken sozusagen immer wieder dasselbe Bild. Wenn man davon spricht, daß die Arbeit den Menschen formt, ist es genauer betrachtet weit weniger die Arbeit selbst, sondern es sind vielmehr die Stellungen, in denen sie ausgeführt wird, die dem Körper ihr Gepräge geben, und zwar besonders unter diesen die eine Haltung, die den verschiedenen Stellungen gemeinsam ist: der vornüber gebeugte Rücken. Er wird täglich unzählige Male gekrümmt, und er wird oft lange Zeit krumm gehalten. Es ist nicht nur der körperlich arbeitende Mensch, der das tut; das tut auch der geistig arbeitende, wenn er bei dem Buch oder am Schreibtische sitzt. Es ist nicht nur der Erwachsene, es ist auch das Kind, besonders von dem Tage ab, wo es anfängt, am Schultisch zu sitzen. Viele Eltern haben es bemerkt, daß ihr Kind sich weniger gut hält und mehr zusammensinkt, sobald es in die Schule gekommen ist. — Aber, kann man fragen, wenn so alle Menschen diese „Arbeitsstellung" gebrauchen, ist sie dann nicht natürlich? Kann sie dann schädlich sein? Es kann kein Zweifel darüber bestehen, daß sie es ist, die den Hauptteil der Schuld dafür trägt, daß unser Geschlecht so wenig körperliche Schönheit aufweist. Viele wollen wahrscheinlich nicht zugeben, daß wir in dieser Hinsicht tief gesunken sind; denn der Sinn für körperliche Schönheit ist in demselben Grad verloren gegangen, wie die Schönheit selbst. Wer fragt darnach, welche Entwicklung ein Mensch seinem Körper gegeben hat? Ja, für den, der Schauspieler oder Akrobat werden soll, ist es von Bedeutung, was für einen Körper er hat, und für den, der Modell für einen Künstler sein soll; denn von einer Statue fordert man Schönheit, von lebendigen Menschen fordert man nur, daß sie geschmückt und

Rückenübungen

mit Kleidern ausstaffiert sind; und je mehr diese den Körper und seine Fehlerhaftigkeiten verbergen können, desto besser. Der Glaube hat sich bei den Menschen festgesetzt, daß der Körper bleibt, wie er einmal geschaffen ist; er wächst und entwickelt sich, wie er soll und muß; man glaubt nicht, daß man selbst etwas dazu beitragen könne, wie er aussehen wird. Und die Wahrheit ist doch die, daß sozusagen alle Menschen einen schönen Körper bekommen könnten, wenn nur während der Entwicklung und der Erziehung dafür gesorgt würde, wie es für die geistigen Anlagen geschieht. — Es gilt hier nicht nur die Schönheit; die wahre Schönheit ist ein Ausdruck der vollen Gesundheit. Verlust an Schönheit ist Verlust an Gesundheit. — Es ist nicht schwierig, das in den Hauptzügen zu beweisen an dem Beispiel der nach vorn gekrümmten Arbeitsstellung. Durch die Krümmung der Brustwirbelsäule werden die Rippen gesenkt; dadurch wird der Platz für die Lungen eingeengt. Ist die Brustwirbelsäule einmal gekrümmt, so folgt die Steifheit unerbittlich nach; und dadurch wird die Arbeit der Lungen gehindert und ihre Gesundheit geschwächt. Durch die Krümmung der Lendenwirbelsäule wird der Oberkörper nach vorn geführt und der Brustkasten mit seinem gewölbten Boden, dem Zwerchfell, wird über die in der Bauchhöhle aufgestauten Eingeweide hinabgesenkt. Erstens werden dadurch die Bewegungen des Zwerchfells gehindert; zweitens wird die Bauchhöhle eingeengt und die Eingeweide werden einem sehr großen Druck ausgesetzt, indem sie einen Teil vom dem Gewicht des Oberkörpers tragen müssen; das hindert sie in ihrer Arbeit. Wer nicht mehr eine so robuste Verdauung hat, die noch nicht fühlbar auf eine weniger richtige Behandlung reagiert, wird es wie eine willkommene Erleichterung empfinden, wenn er, besonders kurz nach einer Mahlzeit, seinen Rücken von der vornüber gebeuten Stellung aufrichten kann, in der er — sitzend oder stehend — gearbeitet hat. — Der Grund dafür, daß die nach vorn gebeugte Stellung so gewöhnlich ist, ist vielleicht der, daß sie leichter ist, namentlich für die Rückenstrecker, als die Stellung mit geradem Rücken. Je mehr der Rücken gekrümmt wird, desto mehr passiv wird er getragen, indem er zum Teil in Bändern und ausgespannten Muskeln hängt, und zum Teil auf den zusammengepreßten Baucheingeweiden ruht. Um die gute Arbeitsstellung mit geradem Rücken zu einer Gewohnheitsstellung zu machen, die man von selbst einnimmt und in der man es aushält, zu stehen, ist es vor allem erforderlich, daß die Rückenstrecker so stark und ausdauernd werden, daß sie mit Leichtigkeit den Körper mit geradem Rücken tragen können solange die Arbeit dauert. Das ist keine zu große Forderung, die man an die Rückenstrecker stellt: sie sind sehr kräftig veranlagte Muskeln; bei kleinen Kindern kann es erstaunlich sein, zu sehen, was für eine Stärke sie haben. Wenn sie nur nach ihrer Veranlagung entwickelt werden, werden sie für ihre Arbeit stark genug sein. Gibt es deshalb überhaupt irgendwo Muskeln, von denen es gilt, daß sie durch Gymnastik oder in anderer Weise entwickelt werden müssen, so sind es die Rückenstrecker. So viel müßte ein jeder Vater und eine jede Mutter von dem körperlichen Wohl ihres Kindes wissen, daß es mehr gilt, ihm einen kräftigen Rücken zu verschaffen, als starke Arme und Beine, und sie müßten beizeiten etwas dafür tun; denn ein kräftiger Rücken ist nicht nur notwendig für eine schöne Haltung, sondern er gibt auch gute Bedingungen für die Arbeit der lebenswichtigen Organe in der Brust- und Bauchhöhle. Noch mehr müssen das natürlich die Turnlehrer wissen und ihr Turnen darnach einrichten. — Nicht umsonst leiht die Sprache Ausdruck und Bilder von dem körperlichen Rücken, um die guten Eigenschaften zu bezeichnen, auf die hingewiesen wird, wenn es von einem Menschen heißt: „In ihm ist Haltung" oder „er hat Rückgrat".

Rumpfsenken vorwärts. Beim Rumpfsenken versteht man hier, wie immer, eine Senkung allein in den Hüftgelenken. Die Hemmung der Bewegung vorwärts während des Rumpfsenkens geschieht durch die Beckenhalter. Beim Senken soll der Rücken so kräftig gestreckt gehalten werden, wie es möglich ist, die Brust vorgewölbt und der Kopf gut aufgerichtet mit eingezogenem Kinn wie in der Grundstellung.

Das ist eine sehr einfache und wenig zusammengesetzte Bewegung, und doch ist es nicht so leicht, Anfänger dazu zu bringen, daß sie sie richtig ausführen. Man ist nämlich vom gewöhnlichen Leben her so sehr daran gewöhnt, den Rumpf zur Arbeit mehr durch eine Beugung im Rücken vorwärts zu führen anstatt durch eine Senkung in den Hüftgelenken, daß es schon bewußte Anstrengung und Aufmerksamkeit erfordert, die Beugung wegzulassen. Außerdem sind die Beckenhalter bei einigen so kurz, daß sie die Bewegung zu früh hemmen; um doch ein passendes Stück vorwärts zu kommen, wird dann die Beugung nach vorn, besonders auch die der Lende zu Hilfe genommen. Um diesen schlimmsten Fehler der Übung zu umgehen, kann es sich, besonders bei Kindern, im Anfang empfehlen, die Senkung nicht sehr groß zu verlangen, sondern mehr Gewicht darauf zu legen, daß der Rücken gut gestreckt werde. Ferner muß man die Schüler gleich anfangs dazu bringen, daß sie

Rumpffenken vorwärts

den Kopf und Hals weiter rückwärts führen, als es in der vollständig richtigen Stellung eigentlich erlaubt ist; denn der Kopf kann nicht kräftig rückwärts geführt werden, ohne daß dies auf den ganzen Rücken streckend wirkt. Es kann auch praktisch sein, geradezu zu verlangen, daß die Lende (das „Kreuz") hohl gehalten werde; das kann man ruhig tun; denn in dieser Stellung ist es unmöglich, die Lende sehr viel zu schweifen; bei den meisten wird sogar das zu hohle Kreuz etwas ausgeglichen. Haben die Schüler nun die richtige Ausführung herausbekommen, dann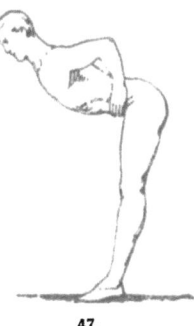

47.

muß man sie allerdings dazu bringen, sich so weit wie möglich nach vorn zu neigen. Das Gute, das die Übung bewirken soll, ist sowohl die Kräftigung der Rückenstrecker und die dadurch zur Gewohnheit werdende gute Haltung, als auch durch die Streckung der Beckenhalter die Beweglichmachung der Hüftgelenke. Die Übung ist nicht hinreichend wirksam ausgeführt, wenn nicht diese Muskeln so stark gestreckt sind, daß sie hinten an den Beinen entlang beinahe schmerzen, besonders gegen die Kniee hinab.

Rumpffenken vorwärts kann aus folgenden Ausgangsstellungen der Beine ausgeführt werden: aus der Grund-, Grätsch-, der Schritt- und Ausfallstellung, sowie nach einer Drehung aus dem Ausfall schräg vorwärts. Bei der Schrittstellung werden die Beckenhalter kräftiger gestreckt als bei den zwei vorhergehenden Stellungen, weil es beinahe nur die Beckenhalter des einen Beines sind, die zur Zeit gestreckt werden. Wird der Fuß auf einen Schemel oder eine Sprosse hinaufgestellt, so wird die Wirkung noch mehr verstärkt. Da die Beckenhalter bei den meisten Turnern der Streckung bedürfen, kann man oft Veranlassung

48. 49. (Fehlerbild.)

8*

nehmen z. B. nach einem Rumpfbeugen rückwärts mit Unterstützung des Fußes ein Rumpfsenken vorwärts zu üben, während der Fuß noch in der Sprosse befestigt ist. — Auch durch die Stellungen und Bewegungen der Arme kann die Übung verstärkt werden. Die Arme können im Hüftstütz sein, gebeugt mit folgendem Armstrecken aufwärts, zum Armschlag gebeugt und auch aus dem Armschlag seitwärts gestreckt sein, endlich in der Hochhalte. Aus dieser kann Armschwung vorwärts-abwärts-rückwärts oder ein Armführen seitwärts erfolgen. Auch die Nackenhalte wird verwandt.

Rumpfsenken vorwärts ist eine Übung, die im Turnen sehr oft vorkommt, und zwar mit Recht; denn es ist eine bedeutungsvolle Übung, nicht so sehr, weil sie den Rückenstreckern besonders kräftige Arbeit gibt, als vielmehr, weil sie die direkteste Einübung der guten Arbeitsstellung mit geradem Rücken ist, von der im vorstehenden die Rede war; sie ist ja die Arbeitsstellung selbst, etwas übertrieben. Je mehr diese im Turnen eingeübt wird, je öfter und kräftiger sie eingenommen wird, desto leichter fällt es, sie einzunehmen und sie zu einer Gewohnheitsstellung bei der täglichen Arbeit zu machen. Und kann sie so dazu dienen, die gewöhnliche Arbeitsstellung mit krummem Rücken, die mehr als irgendeine andere Stellung den Körper mißbildet und von seiner Gesundheit etwas wegstiehlt, zu beseitigen, dann muß man zugeben, daß sie eine wichtige Übung ist.

Die Senkung vorwärts in den Hüftgelenken geschieht dadurch, daß der halbsehnige, der halbhäutige und der zweiköpfige Beckenhalter und der hintere Teil des großen Anziehers (der eigentlich auch Beckenhalter ist) unter Verlängerung wirken (exzentrisch), bis sie so weit gedehnt sind, als es möglich ist; sie wirken dann als Bänder. Der große Gesäßmuskel wirkt hier auffallend wenig. Der Körper und der Kopf werden von den Rückenstreckern daran gehindert, durch eine Beugung im Rückgrat vorwärts zu fallen. Während die stark arbeitenden Beckenhalter die Knie beugen wollen, werden sie von dem vierköpfigen Kniestrecker gestreckt gehalten. Doch können die Knie so überstreckt sein, daß dieser Muskel es nicht nötig hat, zu wirken. Es verlohnt sich wohl, darauf aufmerksam zu machen, daß beim Rumpfsenken das Zurückziehen der Schulterblätter wie von selbst geschieht, so daß es beinahe nie notwendig wird, die Schüler dazu aufzufordern. Das deutet wieder einmal darauf hin, daß zurückgezogene Schultern und ein gerader Rücken naturgemäß zueinander gehören. Die Schulterblätter werden zurückgezogen von dem Kappenmuskel und dem Rautenmuskel.

Rumpfbeugen aus der Rumpf= Obschon die meisten Übungen
senkhalte vorwärts. mit geradem Rücken ausge=
führt werden, also mit ver=
kürzten Rückenstreckern, ist es doch nicht die Meinung der Gym=
nastik, daß der Rücken niemals vollständig vorwärts gebeugt wer=
den dürfte, um dadurch seine Rückenstrecker ausgiebig zu strecken.
Dieses geschieht beim Rumpfbeugen vorwärts aus dem Rumpf=
senken. Beim Rumpfsenken sind die Hüftgelenke so stark gebeugt,
wie es möglich ist; der Oberkörper wird dann weiter vorwärts
geführt durch ein Vorbeugen, am liebsten allein in der Lende. Be=
müht man sich, dieses so groß wie möglich zu machen, dann fühlt
man, daß die Beckenhalter noch mehr gestreckt werden als beim
Rumpfsenken. Es ist, als ob die Streckung des Rückens und die
Beugung der Hüftgelenke gegeneinander arbeiteten, während das
Beugen des Rückens und das Beugen der Hüftgelenke zusammen=
arbeiten. Die Übung wird fast immer mit Hochhalte vorgenommen.
Die Arme sollen dabei an den Ohren gehalten werden. Der Kopf
soll nicht weiter vorwärts gebeugt werden. Man muß bestrebt
sein, den Boden möglichst weit von den Füßen entfernt mit
den Händen zu berühren; dadurch wird das Beugen im wesent=
lichen in der Lende ausgeführt. Es ist ein gewöhnlicher Fehler,
daß die Hände gegen die Fußspitzen gelegt werden; dadurch ent=
fernen sie sich von den Ohren und sind statt aufwärts beinahe vor=
wärts gestreckt. — Wenn der Körper zur Rumpfsenkhalte zurück
soll, muß der Rücken von oben beginnend nach unten hin gerade
gemacht werden: zuerst müssen also Kopf und Arme so weit wie
möglich zurückgeführt werden; darnach wird die Brustwirbelsäule
aufgerichtet und zuletzt die Lende. Es muß so
sein, als ob der Körper hinaufgeschwungen wird
um das stillstehende Becken und den untersten Teil
der Lende. Es ist ein sehr gewöhnlicher Fehler, daß
man den Rücken einfach dadurch aufwärts hebt,
daß man die Hüftgelenke streckt, ohne den
Rücken vorher gerade gerichtet zu haben.
Man überschlägt dabei das schwierigste und
wirksamste bei der Übung: den Rücken zu
strecken, ohne daß der Körper weiter ge=

50.

hoben wird, als zur Rumpffenkhalte. Das ist mit aufwärts ge=
streckten Armen so schwer auszuführen, daß man es zunächst mit
Hüfthalte der Arme einüben muß. — Der Körper kann aus der
Grundstellung ganz vorwärts gebeugt werden, und wieder ganz
emporgerichtet werden, ohne in der Rumpffenkhalte innezuhalten.
Die Bewegung kann dann entweder schnell gemacht werden (mit
Anfängern) oder langsam. Man muß sich aber in der Regel be=
mühen, richtig durch die Haltung des Rumpffentens hindurch
zu kommen, sowohl nach unten wie nach oben, also den Rücken
während der Bewegung abwärts so lange wie möglich gerade
zu halten und ihn beim Aufrichten sobald wie möglich zu strecken;
das erfordert aber so viel Aufmerksamkeit und Übung, daß man
lange dabei verweilen muß, die Bewegung in zwei Abteilungen
auszuführen zu lassen. Oft wird die Rumpffenkhalte trotzdem nicht
richtig eingenommen; man kann sie dann dadurch berichtigen,
daß man, wenn die Arme aufwärts gestreckt sind, ein Armbeugen
oder ein Armschwingen einlegt. Wenn nämlich die Arme gebeugt
oder abwärts geschwungen werden, wird es viel leichter, den
Rücken zu strecken. Man kann die Übung so ausführen lassen, daß
die Übenden unten die Unterschenkel umfassen und dadurch die
Beugung noch vergrößern, daß sie dann den Körper noch weiter
an die Beine heranziehen müssen („die Kniee küssen").

Das Rumpfbeugen aus der Rumpffenkhalte vorwärts kann in
folgender Weise ausgeführt werden: Aus der Grund=, Grätsch=
und Schrittstellung, dem Ausfall vorwärts und nach einer Drehung
sowohl aus der Schritt= wie Ausfallstellung schräg vorwärts.

Rumpfkreisen. Das Rumpfkreisen ist ebenso sehr eine Seiten=
und Vorderseitenübung wie eine Rückenübung.
Von Anfängern wird sie am leichtesten richtig ausgeführt, wenn
man sie nach Zählen machen läßt. Auf „eins!" wird der Rumpf
vorwärts gesenkt, auf „zwei!" links seitwärts gebeugt, auf „drei!"
rückwärts gebeugt, auf „vier!" recht seitwärts gebeugt, auf „fünf!"
vorwärts gesenkt und auf „sechs!" zur Grundstellung geführt.
Jede dieser Stellungen wird doch kaum so genau und kräftig ein=
genommen, als wenn sie als selbständige Übung genommen wird.
Die Übung ist aber doch wertvoll, indem eine verhältnismäßig

Aufbeugen aus dem Liegen

große Arbeit in kurzer Zeit ausgeführt wird. Die Übung soll nur aus der Grätschstellung ausgeführt werden. Die Arme befinden sich in der Regel in der Hüfthalte, bei kräftigen Schülern können sie aber auch in der Nackenhalte sein oder aufwärts gestreckt.

Aufbeugen aus dem Liegen vorlings. Man muß so auf der Bank (oder dem Schemel) liegen, daß die Knie genau hinter dem Rand des Gerätes sind (Bild 51). Wenn die Armhaltung befohlen wird, müssen alle auf einmal die Hände vom Boden nehmen und beide Hände gleichzeitig. Das glückt, wenn man am Anfang des Befehls die Rückenstrecker dazu bringt, daß sie einen Teil des Körpergewichts übernehmen. Wenn man sich wieder auf die Hände stützen soll, muß man den Körper ebenmäßig senken, nicht vorwärts fallen lassen, als ob man müde wäre und ihn nicht mehr tragen könnte.

Das Aufbeugen aus dem Liegen vorlings muß ausgeführt werden wie ein Rumpfbeugen rückwärts aus der Grundstellung, sodaß der Rücken sich von oben beginnend beugt; zuerst wird also der Kopf gut rückwärts geführt mit eingezogenem Kinn, darnach wird die Brustwirbelsäule so viel wie möglich gebeugt (ausgeglichen) und zuletzt erst die Lende. Ungefähr der einzige Fehler, der bei dieser Übung gemacht werden kann, ist der, daß das Rumpfbeugen allein in der Lende geschieht. Bei geschmeidigen Schülern kann der Oberkörper dann beinahe senkrecht emporgerichtet werden, wonach man durchaus nicht streben soll; denn dadurch wird die Arbeit der Rückenstrecker vermindert; besonders haben sie dann keine Wirkung auf die Brustwirbelsäule, und das muß man vor allem erreichen. Der Fehler hängt gewöhnlich damit zusammen, daß die Füße zu weit unten gestützt sind; die Oberschenkel verlaufen dann schräg über die Kante der Bank hinweg, und so gelangt der Körper schon allein durch die Streckung der Hüftgelenke in eine schräge Lage, so daß nur eine geringe Beugung hinzuzukommen braucht, damit er in die senkrechte Stellung komme. Es muß den Schülern eingeschärft werden, daß es nicht so sehr auf das Hochheben des Oberkörpers als vielmehr auf das gute Strecken der Brustwirbelsäule ankomme. Dieses wird bestimmt erreicht werden, wenn die Füße in gleicher Höhe mit der Bankfläche ge-

Rückenübungen

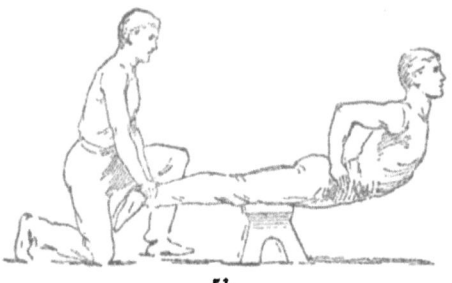

51.

stützt werden. — Die Übung kann auch im Liegen auf dem Boden ausgeführt werden, die Füße werden dann gegen die unterste Sprosse des Ribstols gestützt; dadurch werden nicht nur die Oberschenkel, sondern auch der Unterleib unterstützt; es ist dann nicht möglich, die Knickung der Lende allzu groß zu machen, und man fühlt, daß die Wirkung auf die Brustwirbel besonders betont ist. Das ist also eine gute Form der Übung und muß besonders bei Kindern viel gebraucht werden. Dieselbe gute Wirkung wird aber auch an der Bank erreicht, wenn nur die Füße hinreichend gestützt werden. — Man kann auch die Übung auf dem Boden ganz freiliegend ausführen, so daß sowohl die Beine als auch der Oberkörper gehoben werden; es ist dann recht schwierig, die Beine gestreckt und geschlossen zu halten. Dies ist auch eine recht gute Form der Übung; sie ist aber nicht so ansprechend: es kommt einem vor, als ob man den Oberkörper nicht genügend heben könne. — Es ist zu bemerken, daß der Atem beim Liegen vorlings nicht gehindert wird. Die Brust kann sich frei bewegen und man hat deshalb bei dieser Übung keine Veranlassung, den Atem anzuhalten.

Der Übung kann Hüfthalte (bei dieser auch schnelles Kopfdrehen), ferner Beuge- und Schlaghalte mit Armstrecken und -schlagen, Hochhalte mit Armführen seitwärts und endlich Nackenhalte zugeordnet sein. Beim Armstrecken aufwärts will der Kopf leicht vorwärts fallen.

Aus dem Aufbeugen kann man Rumpfsenken vorwärts ausführen. Diese Bewegung soll geschehen allein in den Hüftgelenken indem der Rücken die Stellung beibehält, die er beim Aufbeugen bekommen hatte. Man muß versuchen, mit der Brust den Boden zu erreichen (Bild 52); der Kopf muß gut rückwärts gehalten werden. Die Arme können in Hüft-, Hoch- oder Nackenhalte sein.

Aufbeugen 121

Das Liegen vorlings ist die wichtigste Rückenübung, die es gibt; es bringt die Rückenstrecker dazu, daß sie überaus kräftig und unter starker Verkürzung wirken; da die dauernd gute Haltung unseres Körpers auf der richtigen Mittellänge und der richtigen Stärke dieser Muskeln beruht, wird diese

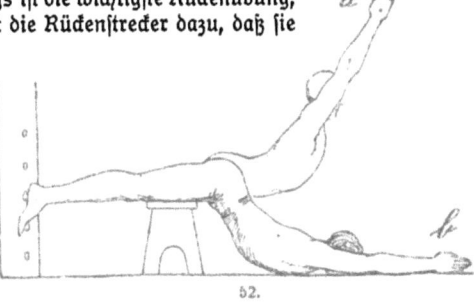

62.

Übung eine der allerbesten Haltungsübungen; sie trägt viel dazu bei, daß es einem leicht wird, die gute Arbeitsstellung mit geradem Rücken einzunehmen und zu behalten. Für die weibliche Jugend, die durch engsitzende Kleidung und namentlich durch das Korsett ihre Rückenstrecker geschwächt hat, ist sie ohne Vergleich die Übung, die ihr am schnellsten und am besten die volle Kraft dieser Muskeln zurückgibt. Alle Beschwerden und Unbehaglichkeiten, die ein junges Mädchen empfindet, wenn es sich den Gebrauch des Korsetts abgewöhnen und sich ohne dieses gerade halten soll, kann diese Übung, wenn sie täglich vorgenommen wird, binnen kurzer Zeit entfernen. Würde das Liegen vorlings von Kindheit an täglich geübt, — gehörte es z. B. zu den Morgenvorbereitungen für die Tagesarbeit —, so würde man sicherlich nicht viele schiefe oder runde Rücken mehr finden; und sie würde außerdem einen wesentlichen Beitrag zu der Gesundheit der Lungen und der Verdauungsorgane liefern; denn — schon früher ist es gesagt — wenn nur der Rücken gerade gehalten wird, haben Brust- und Bauchhöhle die richtige Größe, und ihre Organe können ungehindert arbeiten. — Das Aufbeugen ist eine der Übungen, die man am allerleichtesten lernt; liegt ein Schüler mit den Beinen in der richtigen Ausgangsstellung, so kann er sie gleich das erste Mal richtig ausführen; es ist ihm kaum möglich, irgendeinen Fehler zu machen. Also ist niemand von der günstigen Wirkung dieser ausgezeichneten Übung ausgeschlossen. Sie kann von allem Anfang an gebraucht werden, und sie behält fortwährend ihren Wert und kann selbst für geübte Turner durch Steigerung der Schwierigkeiten wirkungsvoll gemacht werden. Wäre sie noch dazu so drollig wie ein Kopfsprung oder ein Radschlagen, dann hätte sie alle Vollkommenheiten.

Die Muskelwirkungen sind ebenso einfach wie die Ausführung der

122   Rückenübungen

Übung. Der Körper und der Kopf werden aufrecht erhalten von allen Rückenstreckern, vom Kreuzbein her bis zu den Nackenwirbeln. Hier, wie immer, wenn die Rückenstrecker unter Verkürzung wirken, werden die Muskeln, die die Schulterblätter zurückhalten, von selbst in Arbeit gesetzt, nämlich der Kappenmuskel und der rautenförmige Muskel. Die Schwere will die Hüftgelenke beugen; sie werden gestreckt gehalten besonders von dem großen Gesäßmuskel, dem halbsehnigen, dem halbhäutigen, dem zweiköpfigen Unterschenkelbeuger (Beckenhalter) und dem hinteren Teil des großen Anziehers. Wird die Übung freiliegend ausgeführt, so wollen die Beckenhalter die Knie beugen; diese müssen dann von dem vierköpfigen Kniestrecker gestreckt werden.

Ausfall vorwärts (Vorfall mit Aufzehen des Standbeines). Gewöhnlicher Ausfall vorwärts ist früher schon beschrieben (Bild 53). Ausfall vorwärts mit Aufstützen der Zehe (Bild 54) ist dem gewöhnlichen Ausfall vorwärts ähnlich, nur daß hier der hintere Fuß ganz gestreckt sein muß (plantarflektiert), so daß nur die Zehenspitze leicht den Boden berührt und dadurch das Gleichgewicht unterstützt. Man muß den Körper so weit vorwärts halten, daß man, ohne seine Stellung zu verändern, den hinteren Fuß vom Boden heben kann. Das vordere Bein muß in noch höherem Grad das ganze Gewicht des Körpers tragen als bei dem gewöhnlichem Ausfall vorwärts, wo das hintere Bein doch zum Teil sich selbst trägt. Dieses in Verbindung mit der leichter erschütterten Gleichgewichtserhaltung steigert den Aus=

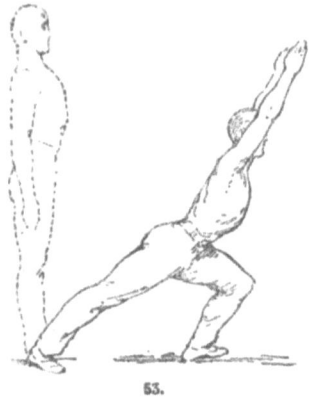
53.

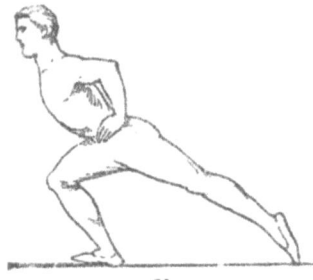
54.

Ausfall vorwärts 123

fall durch diese Form um einen Schwierigkeitsgrad. Der gewöhnlichste Fehler dabei ist begreiflicherweise, daß man sich die Übung leichter zu machen sucht, indem man den Körper etwas auf den hinteren Fuß zurückschiebt. Dessen Zehenspitze biegt sich dann um, damit er das Gewicht, das auf ihn verlegt wird, besser tragen kann. Andere häufige Fehler bestehen darin, daß der vordere Fuß zu sehr vorwärts zeigt, daß das Knie nicht genug gebeugt ist und daß der Oberkörper durch ein Rumpfbeugen rückwärts zu sehr aufgerichtet wird; er soll ganz wie bei dem gewöhnlichen Ausfall vorwärts in der Verlängerung des hinteren Beines liegen. — Beim Hinausstellen des Fußes zum Ausfall ist es angebracht, ein Armbeugen oder noch besser Armschwingen aufwärts zu machen, da diese Bewegungen mithelfen, das Gewicht des Körpers über das vordere Knie hinzuführen. — Von dieser Stellung kommt man leicht in die schöne Gleichgewichtsübung hinein, die Rumpfsenken vorwärts mit Kniebeugen aus der Lauffstellung (Standwage) heißt. Der Fuß muß dann in der Höhe der Schultern oder des Kopfes gehoben werden. — Ebenfalls kommt man aus dem Vorfall mit Aufstützen der Zehe in schöner Weise in die halbknieende Stellung hinein, indem man das hintere Knie gegen den Boden beugt; der Körper muß dabei gleichzeitig gut aufgerichtet werden.

Ausfall vorwärts mit Unterstützung des Fußes. Man muß zu Beginn dieser Übung nur so weit von der Sprossenwand abstehen (im Stande rücklings), daß die Knie geschlossen sind, wenn der Fuß auf die Sprosse gelegt ist. Der Ausfall muß mit einem Hüpfen geschehen; Anfänger wollen gern zwei- oder dreimal vorhinken. Man muß den Körper etwas vorwärts senken, bevor der Fuß hinausgestellt wird, und das hintere Bein muß durch ein kräftiges Strecken mithelfen, den Körper vorwärts zu schieben; sonst wird eben der erste Ausfall zu kurz, und es muß dann das erwähnte mehrmalige Hüpfen zu Hilfe genommen werden.

Es ist am schwierigsten, das hintere Knie gut zu strecken; dazu ist nämlich erforderlich, daß das Becken stark gedreht wird, daß der Körper also gut vorwärts gesenkt wird, wodurch die schwere

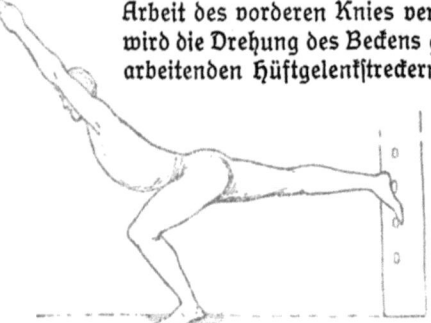

55.

Arbeit des vorderen Knies vergrößert wird; außerdem wird die Drehung des Beckens gehindert von den schwer arbeitenden Hüftgelenkstreckern des tragenden Beines.

Zwingt man sich in die richtige Stellung hinein, so werden dabei verschiedene Muskeln gut gestreckt und die Hüftgelenke geschmeidig gemacht. Man ist hier, wie bei allen Arten des Ausfalls vorwärts, geneigt, den vorderen Fuß zu viel nach vorn zu drehen. Das hindert den Körper weit genug vorwärts zu kommen. Er soll hier noch weiter über das vordere Bein hingeführt sein als bei dem Ausfall vorwärts mit Aufstützen der Zehe auf den Boden; hier haben wir deshalb eine der schwierigsten Übungen für die Knie, die es gibt.

Man kann auf zweierlei Weise vom Ausfall zurückkommen. Die leichtere Art ist die, daß man den in der Sprosse befestigten Fuß vorwärts niederstellt. Man muß dann daran denken, daß man das vordere Knie streckt und den Körper schnell aufrichtet. Die schwierigere Weise ist die, daß man mit dem Standbein zurückhüpft; das muß wiederum mit einem Hüpfen geschehen und der Fuß muß so weit zurückkommen, daß die Knie zusammenstehen.

Die beiden eben beschriebenen Ausfallstellungen können mit Hüft-, Beuge-, Schlag-, Hoch- und Nackenhalte ausgeführt werden, und es können in ihnen Armstrecken, -schlagen, -schwingen und -führen vorgenommen werden, aus der Hochhalte besonders Armschwingen nach vorn abwärts.

Bei allen Arten des Ausfalls kann ein Rumpfsenken vorwärts hinzukommen. Bei dem gewöhnlichen und dem Ausfall vorwärts mit Zehenstütz sollen die Beine unbeweglich gehalten werden, ohne ihre Stellung zu verändern, während der Körper zur wagerechten Stellung vorwärts gesenkt wird. Beim Ausfall mit Unterstützung des Fußes dagegen muß das vordere Knie so viel gebeugt werden, daß der Körper und das hintere Bein wagerecht in ihrer gegen=

seitigen Verlängerung liegen, was für das vordere Knie sehr anstrengend ist. — Bei dem Ausfall mit Unterstützung des Fußes kann man auch ein Rumpfbeugen rückwärts ausführen lassen. Will man Armschlagen oder Armstrecken seitwärts ausführen lassen und doch alle Sprossen in Gebrauch nehmen, so können die Ersten in der zu Zweien abgezählten Reihe Rumpfbeugen rückwärts und die Zweiten gleichzeitig Rumpfsenken vorwärts ausführen. Nach den Armbewegungen machen sie es dann umgekehrt.

XI. Gang und Lauf.

Tattgang. Der Gang beginnt damit, daß der Körper vorwärts in Fall gesetzt wird; gleichzeitig wird z. B. der linke Fuß durch eine leichte Biegung im Knie gehoben und schnell dicht über den Boden hingeführt, bis er nach einem vollständig ausgeführten Schritt mit der Ferse ein wenig früher als mit dem Fußblatt aufgesetzt wird, etwas nach außen gedreht und mit beinahe gestrecktem Knie. Der rechte Fuß schiebt unterdessen den Körper vorwärts und wird dann vorwärts geführt und in derselben Weise auf die Erde gesetzt. Beim Gang wird der Körper nach vorn geneigt gehalten, und zwar desto mehr, je schneller der Gang erfolgt; der Kopf wird hoch getragen, der Rücken gestreckt; die Arme schwingen in parallelen Bahnen frei und ungezwungen an den Körperseiten vorbei.

Man sollte meinen, daß alle Schüler im Gang wohlgeübt sein müßten und diesen deshalb richtig und zweckmäßig ausführen würden, da es keine andere Bewegung gibt, die so oft und von so frühem Alter an geübt wird als diese. Und doch ist es eine Tatsache, daß nur wenige einen leichten und schönen Gang haben. Das Gehen ist nämlich in Wirklichkeit eine so zusammengesetzte Arbeit, daß sich dabei Gelegenheit für viele Fehler und unschöne und Kraft verschwendende Bewegungen bietet. Es gibt aber auch sonst kaum eine andere Bewegung, die deutlicher die leibliche Entwicklungs- und Bildungsstufe eines Menschen zeigt. Am Gang erkennt man den Steifen und Ungeschickten und den, der schlaffe, schlechte Muskeln hat; am Gang erkennt man ebenso leicht den Elastischen und

Kräftigen, den körperlich durch und durch Gebildeten. Ein leichter und schöner Gang erfordert ein so großes Maß von Kraft und Elastizität in der Muskulatur der Beine und eine solche Biegsamkeit in ihren Gelenken, daß nur die wenigsten dies alles besitzen. Sieht man eine Abteilung von Turnern wirklich schön in die Turnhalle einmarschieren, so kann man sicher sein, die können mehr als Gehen.

Obschon die Art des Ganges, die einem Menschen eigentümlich ist, ihm durch lange Übung eine stark eingewurzelte Gewohnheit geworden ist, läßt es sich doch erreichen, diesen zu verändern. Das kann ein Turnlehrer um so leichter und sicherer bewirken, je besser er die Eigentümlichkeiten des Ganges kennt, die gewöhnlichen Fehler an diesem und die Mittel, sie zu verbessern. Wir wollen deshalb die wichtigsten Einzelheiten des Ganges durchgehen und bei den Füßen anfangen.

Die Stellung des Fußes soll beim Gang so sein, daß er ungefähr gerade vorwärts, nur wenig auswärts zeigt. Der Grund dafür ist folgender:

Die Fahrt des Körpers beim Gehen wird im wesentlichen durch die „Abwicklung" des hinten stehenden Fußes hervorgebracht, d. h. durch die Hebung der Ferse bis zu der Höhe, bei der die Zehenspitze noch allein den Boden berührt. Diese Abwickelung ist also eine gewöhnliche Fersenhebung; aber während bei einer solchen der Körper gerade aufwärts gehoben wird, weil er senkrecht über dem Fuße steht, wird er hier vorwärts geschoben, weil die Ferse erst dann gehoben wird, wenn der Körper über diese nach vorn hinaus gekommen ist und sich vorwärts neigt. Damit die Abwicklung dem Körper den stärksten Stoß vorwärts geben kann, muß der Fuß an der Stelle stehen, die der Richtung des Ganges am nächsten ist (eine Linie von der Mitte der Fersen durch die große Zehe muß gerade vorwärts zeigen). Steht nämlich der Fuß seitwärts gedreht, so wird er nicht über die Zehenspitze (über die Großzehe) hinweg, sondern mehr oder weniger von dem inneren Fußrand aus abgewickelt, und etwas von der Arbeit der Wadenmuskeln geht dann für das Vorwärtstreiben verloren. Je weniger der Körper bei einem Schritt vorwärts getrieben wird, desto kürzer wird dieser natürlich, denn um so früher wird der Fuß in seinem

Fehler beim Gehen

Schwung aufgehalten, und um so früher wird er auf den Boden gesetzt. Dadurch, daß man die Füße seitwärts dreht („französisch" geht), verliert man bei jedem Schritt einen oder mehrere Zoll. Man wird so z. B. bei einer Meile (7,5 km) genötigt sein, einige hundert Schritte mehr zu machen, und gebraucht dann sowohl mehr an Kraft als auch an Zeit, um den Weg zu machen. — Außerdem werden die Knie bei der Abwicklung nach innen gedrückt werden, was damit übereinstimmt, daß die, welche beim Gehen die Füße seitwärts stellen, gewöhnlich sogenannte X-Beine haben.

Der entgegengesetzte Fehler: die Zehenspitzen beim Gang nach innen zu drehen, ist noch häßlicher, kommt aber seltener vor; er findet sich besonders bei O-beinigen.

Beim Aufstellen des Fußes machen viele den Fehler, daß der Fuß allzu sehr nach oben gebogen ist. Dieser Fehler findet sich öfter bei denen, die mit krummen Knieen gehen.[1]) Zehengang, Gang mit gestrecktem Fuß, Fußbeugegang, und zum Teil langsamer Gang mit Verweilen in einer Taktzeit sind gut dafür geeignet, daß man lerne, die Fußspitze nicht zu viel in die Höhe zu heben.

Wie gesagt, soll das Knie nicht ganz steif und gestreckt gehalten werden in dem Augenblick, wo der Fuß auf den Boden gesetzt wird; da aber die allermeisten beim Gang zu viel in krumme Knie herabsinken — Taglöhnermarsch —, ist es wohl berechtigt, beim Turnen solche Gangarten bisweilen anzuwenden, die das Knie vollständig strecken. Mit krummen Knieen gehen, ist eine Kraftverschwendung; denn der Körper wird dann unnötigerweise viel gesenkt, wenn er über den vorwärts gestellten Fuß vorfällt, und muß also wieder gehoben werden, um senkrecht über denselben

---

1) Anmerkung des Herausgebers. Bei denen, die mit krummen Knieen gehen, findet sich aber auch ebenso oft der entgegengesetzte Fehler, daß der Fußballen zuerst auf den Boden gestellt wird. Man hört dann — „tapp! tapp!" — eine charakteristische Reibung der Schuhsohle am Boden, die dem Eingeweihten, ohne daß er hinzusehen braucht, diesen Fehler ankündigt. Dies Geräusch ist das alltäglichste in unserem Straßenverkehr und zeigt uns an, wie herrlich weit wir es schon in der Körper-„Kultur" gebracht haben. Fr. Th. Vischer nannte diesen Gang, der hauptsächlich durch zu enge Röcke und hohe Absätze verursacht wird, den „Affengang"! M.

hin zu gelangen. Die Schritte werden außerdem kürzer; denn der Fuß würde ein Stück weiter vorwärts gelangen, wenn das krumme Knie gestreckt wäre. — Wenn das Knie zu sehr gebeugt ist, während das Bein vorgestellt wird, wird es auch zu viel gebeugt sein, wenn es hinter dem Körper ist; der Fuß kann sich dann nicht so kräftig abwickeln, wie bei mehr gestrecktem Knie, und der Körper wird so weniger vorwärts getrieben.

Von Gangübungen, die dazu dienen können, die krummen Kniee zu strecken, können folgende genannt werden: Zehengang, Gang mit gestrecktem Fuß und besonders Gang mit festem Fußschlag. Solche, die mit krummen Knieen gehen, halten diese gleichzeitig zu steif und beugen beim Vorpendeln des Schreitbeines dieses zu wenig; darum sind Übungen wie Kniehebegang und -lauf auch hier gut zu gebrauchen.

Da die Füße nicht in gleicher Linie auf den Boden gesetzt werden, sondern ein wenig nebeneinander (ungefähr eine Fußbreite), muß der Körper, um von dem einen Fuß auf den anderen zu gelangen, ein wenig verschoben werden; sein Schwerpunkt bewegt sich also in einer Zickzacklinie. Diese Verschiebung soll dadurch geschehen, daß die Hüften (also das Becken) zur Seite geführt werden, während die Schultern ungefähr ganz still gehalten werden, und nicht, wie es oft geschieht, dadurch, daß man die Schultern seitwärts schwingt, dabei aber die Hüften, das Becken, ungefähr stillhält. Wenn man die Schultern zur Seite schwingt, macht das den Gang wackelig. Es erinnert dann an den Gang der Enten und wird deshalb Entengang genannt. Dieser ist ebenso schwerfällig wie unschön, denn es kostet weit mehr Arbeit, den Oberkörper von der einen Seite auf die andere zu schwingen, als den Unterkörper zu verschieben. Die Übung, aus der Kinder sich oft ein Vergnügen machen, zu gehen „wie die Prinzessin", d. h. mit starker Verschiebung der Hüften seitwärts, ist deshalb geeignet, die rechte Art des Ganges in dieser Hinsicht einzuüben.

Sobald der Fuß nach wiederholter Abwicklung vom Boden gehoben ist, schwingt das Bein vorwärts aus dem gleichen Grund wie ein an einer Schnur aufgehängtes Lot; wenn dieses nach der einen Seite geführt ist, schwingt es zur anderen hinüber, sobald man es losläßt. Es ist für uns eine große Erleichterung, daß wir nicht das schwere Bein

Der Pendelschwung des Beines

durch Muskelkraft allein vorwärts zu ziehen brauchen, sondern daß die Schwere auch dazu beiträgt. Ein wenig müssen die Muskeln freilich helfen. Das schließt man, wenn nicht aus anderem, so doch daraus, daß wir bald lange, bald kurze, bald schnelle und bald langsame Schritte machen können. Wenn das Bein ganz und gar infolge seiner Schwere wie ein Pendel vorwärts schwingen würde, würden die Schritte eines Menschen immer gleich lang und gleich schnell sein, und ein Gehen im Takt würde für eine Abteilung unmöglich sein, da die Beine der verschiedenen Menschen nie gleich lang sind.

Der Pendelschwung des Beines gleicht nicht ganz dem Schwung eines gewöhnlichen Pendels, da das Bein als ein gegliedertes Pendel zu betrachten ist. Der Oberschenkel bildet ein Pendel und der Unterschenkel ebenfalls eines für sich. Der Oberschenkel, als der kürzere, schwingt schneller. Der Unterschenkel, dessen Aufhängepunkt auch eigentlich im Hüftgelenk liegt, und der deshalb der längere ist, schwingt langsamer. Dieses Verhältnis gibt wieder den Muskeln eine Erleichterung beim Gehen. Wenn nämlich das eine Bein von seiner rückwärts geführten Stellung vorwärts schwingen soll, ist sein Hüftgelenk gesenkt; es ist deshalb zu lang geworden, um an dem anderen vorbei zu schwingen, ohne daß sein Fuß geschleift würde. Es muß also kürzer gemacht werden, d. h. sein Knie muß gebeugt werden. Das geschieht ungefähr von selbst, indem der Oberschenkel schneller vorwärts schwingt als der Unterschenkel, der daher etwas zurückbleibt. Soll aber das Knie am Anfang des Vorschwungs gebeugt werden, so muß es am Schluß desselben wieder gestreckt sein, damit der Fuß so weit wie möglich vorwärts kommen kann. Auch das Strecken geht zum Teil von selbst. Wenn nämlich der Oberschenkel im Vorwärtsschwingen gehemmt wird, schwingt der Unterschenkel noch weiter vorwärts, indem er sich dann so verhält wie ein Pendel, dessen Aufhängepunkt im Kniegelenk liegt, und sein Schwung wird erst gehemmt, wenn das Knie beinahe gestreckt ist (bei vielen wird er zu früh gehemmt durch die zu kurzen Beuger des Unterschenkels, so daß das Knie noch gebeugt ist, wenn der Fuß niedergestellt wird; hierbei wird dann der Schritt unnötig gekürzt). In dieser Weise hilft der Pendelschwung des Beines dazu, dieses zu beugen, wenn es gebeugt werden muß, und gleichfalls dazu, das Bein zu strecken, sobald dieses geschehen soll.

Die Vorwärtsbewegung des Körpers beim Gehen vergrößert den Pendelschwung des Beines und damit die Länge der Schritte. Außerdem ziehen die schrägen Bauchmuskeln (wahrscheinlich von den Drehmuskeln des Rückens unterstützt) gleichzeitig die Hüfte des schwingenden Beines etwas vorwärts, wodurch der Schritt außerdem länger wird.

Schwingt z. B. das linke Bein vorwärts, werden diese Muskeln nicht nur die linke Hüfte, sondern auch die rechte Hälfte der Brust vorwärts ziehen; also wird der Oberkörper daran gehindert, sich nach rechts zu kehren, was er sonst tun würde, wenn die linke Hüfte vorwärtsgeführt wird. Bei jedem Schritt wird also die Lendenwirbelsäule ein wenig gedreht.

Der Ursprung der schrägen Bauchmuskeln am Brustkasten muß befestigt werden, wenn sie den genannten Zug im Becken ausüben sollen. Der Schwung der Arme trägt dazu bei. Wenn z. B. der rechte Arm nach hinten geschwungen war und dann vorwärts schwingen soll, werden die Muskeln, die dieses bewirken sollen (z. B. der vordere Teil des Deltamuskels und der obere Teil des großen Brustmuskels) einen Zug rückwärts in der rechten Schulter und Brusthälfte ausüben, und die Muskeln, welche den linken Arm in Schwung rückwärts setzen sollen nach seinem Vorschwingen (z. B. der hintere Teil des Deltamuskels), werden in ähnlicher Weise einen Zug vorwärts ausüben in der linken Schulter und Brusthälfte.

Von der Wirkung dieses Schwingens der Arme kann man einen Eindruck bekommen, wenn man stehend mit geschlossenen Füßen die Arme vor- und rückwärts schwingt, wie beim Gehen; die Hüften werden sich dann vor- und rückwärts bewegen, desto mehr, je kräftiger man die Arme schwingt. In Übereinstimmung hiermit schwingen die Arme beim Gehen um so kräftiger, je länger und schneller die Schritte sind.

Die Bedeutung des Schwingens der Arme für einen leichten und Kraft sparenden Gang ist zu verstehen, wenn man bemerkt, wie ermüdend der Gang wird, wenn man z. B. ein Paket unter jedem Arm trägt — selbst wenn es ein leichtes ist — und dadurch gehindert wird, die Arme zu bewegen.

Der Gang ist ein beständig unterbrochenes Fallen. Er beginnt damit, daß der Körper sich neigt und vornüber fällt; der eine Fuß wird dann vorwärts gestellt und hindert den Fall. Man sehe eine Abteilung Turner, an die der erste Teil des Befehls: Vorwärts — marsch! gegeben worden ist. Es geht eine Bewegung durch die Reihen, alle neigen sich vorwärts; dauert es unerwartet lange, bis der Befehl „marsch!" kommt, so sind einige von den weniger geübten oder von den unachtsamen soweit vorwärts gekommen, daß sie den Fuß vorstellen müssen, um nicht zu fallen. Noch deutlicher zeigt sich diese Bewegung, wenn in der abgezählten Reihe die „Ersten" vorwärts, die „Zweiten" rückwärts kommandiert werden. Die einen neigen sich dann vorwärts, die anderen rückwärts. Diese Neigung in die Richtung des Ganges muß der Körper haben, wenn der Gang leicht und natürlich werden soll. Die Neigung muß um so größer sein, je schneller der Gang ist. Die Größe kann so ungefähr dadurch angegeben werden, daß der Körper in der Verlängerung des Beines stehen muß, wenn dieses eben vor dem Vorschwingen am weitesten schräg rückwärts steht. Der Körper befindet sich dann in der besten Lage, um unter der Abwicklung des Fußes vorwärts geschoben zu werden. Es ist unrichtig und unschön, wenn der Körper bei einigen durch Biegung im Hüftgelenk so weit vorwärts geneigt ist, daß er immer mehr schräg als das Bein steht; das Gesäß scheint dann rückwärts geschoben zu sein. Schlimmer wird dieser Fehler noch, wenn der Körper, anstatt mit geradem Rücken vorwärts geneigt zu sein, sich mit krummem Rücken vorwärts beugt.

Wenn man bestrebt ist, den Rücken beim Gang gerade zu halten, begeht man oft den Fehler, der dem eben genannten entgegengesetzt ist, indem man den Rücken im Kreuz rückwärts beugt, so daß der Unterleib vorgeschoben wird. Man geht dann ähnlich, wie wenn man eine Last vorne trägt. Die Schritte werden kürzer, weil das hintere Bein bei der Abwicklung des Fußes den Körper nicht genügend vorwärts schieben kann.

Eine gute Gangart, um die rechte Haltung und Vorwärtsneigung des Körpers einzuüben, ist der Gang mit gestrecktem Fuß.

Die Arme sollen in parallelen Bahnen vor- und rückwärts geschwungen werden. Viele machen den Fehler, daß sie diese schräg vor dem Körper schwingen lassen. Das rührt daher, daß der Aufhängepunkt der Arme, die Schultern, zu weit vorgeschoben werden; sind diese zurückgezogen, so werden die Arme auch geradaus vor- und rückwärts schwingen. Ab und zu sieht man auch den entgegengesetzten Fehler, daß die Arme schräg hinter den Körper schwingen; er findet sich bei denen, die beim Gehen den Körper zu sehr rückwärts halten, die das Kreuz einbiegen, den Unterleib vorschieben und die Schultern zurückziehen, ohne den Rücken aufzurichten.

Beim Gehen wird der Körper abwechselnd gehoben und gesenkt, so daß er sich in einer Wellenlinie auf- und abbewegt. Er ist am höchsten gehoben in dem Augenblick, wo das tragende Bein gerade unter ihm steht, und er ist am tiefsten gesenkt in dem Augenblick, wo beide Füße auf dem Boden ruhen. Von dieser Bewegung des Körpers bekommt man einen lebendigen Eindruck, wenn man über eine Menschenmenge hinsieht, die sich ohne Takt vorwärts bewegt; hier paßt der Ausdruck von der „wogenden Menschenmenge" sehr gut.

Das Stück, das der Körper bei jedem Schritt gehoben wird, beträgt 4—6 cm oder noch mehr. Von seiner höchsten Stellung fällt er also 4—6 cm bis zu seiner tiefsten. Wenn nun das Rückgrat steif und die Beine steif wären, würde der Körper bei diesem Fall erschüttert werden, ungefähr wie man geschüttelt wird, wenn man mit einem Wagen fährt, dessen Räder keine Felgen haben, und der deshalb von einer Speiche auf die andere rollt. Aber zum Glück für uns, namentlich für unser Gehirn, sind in unserem Körper verschiedene Einrichtungen geeignet, die Stöße beim Fallen des Ganges zu mildern.

1. Das Rückgrat ist keine gerade Säule, es bildet mehrere Krümmungen und seine Wirbel sind voneinander durch elastische, zusammendrückbare Kissen, Bandscheiben oder Zwischenwirbelknorpel, getrennt. Aus diesen beiden Gründen federt das Rückgrat gegen den sowohl von unten als von oben kommenden Stoß und Druck.

2. Das Rückgrat bildet mit dem Becken zusammen ein Kreuz, es ist selbst der senkrechte Arm, das Becken bildet die wagerechten Kreuzesarme. Wenn der Körper auf dem einen Bein vorwärts fällt, drückt er nach unten in dem Mittelpunkt des Kreuzes, während das tragende Bein am Ende des einen Kreuzesarmes festsitzt. Wird das linke Bein vorwärts gestellt, wird das Becken rechts gesenkt, umgekehrt, wenn man das rechte Bein vorstellt. Die Hüften wiegen also auf und ab beim Gehen; sie werden in diesen Bewegungen gehemmt durch Muskeln (die Abduktoren des Hüftgelenks), die als Federn wirken. Nichts mildert die Stöße vom Fallen des Körpers beim Gange mehr als dieses Wiegen des Beckens.

3. Das Knie wird in dem Augenblick, wo der Fuß angesetzt wird, nicht vollständig steif und gestreckt gehalten; auch dieses federt ein wenig.

4. Die Knochen des Fußes bilden einen Bogen, das Fußgewölbe, welches federt, wenn das Gewicht des Körpers über ihn vorwärts fällt. Je weniger man den Körper hebt und senkt beim Gehen, je weniger hüpfend man also geht, desto schöner ist der Gang, und desto weniger Muskelarbeit erfordert er. Das kann man leicht aus folgender Berechnung sehen: Macht man bei einer Meile 9000 Schritte, so wird jemand, der seinen Körper bei jedem Schritt 6 cm hebt, ihn 180 m (ca. 570 Fuß) bei jeder Meile höher heben als einer, der den Körper nur 4 cm hebt bei jedem Schritt. Der erste vollführt bei jeder Meile eine so viel größere Arbeit als der andere, als nötig ist, um einen Turm (Runder Turm[1]), der 111 Fuß (etwa 35 m) hoch ist, fünfmal zu besteigen oder einen Berg, etwas höher als der Himmelsberg.[2])

---

1) In Kopenhagen.   2) In Jütland.

Übung des Ganges

Wie es bei vielen anderen Übungen darauf ankommt, daß man den Schülern den rechten Begriff beibringt, mit dem sie diese schön, behende und mit so wenig Anstrengung wie möglich ausführen können, so gilt es auch inbezug auf das Gehen, daß man die Schüler lehrt, nicht nur schön, sondern auch so leicht und Kraft sparend wie möglich zu gehen. Obschon es, wie gesagt, kaum eine Körperbewegung gibt, in der alle so geübt sind wie im Gehen, müssen viele es doch lernen; das sieht man, wenn man beobachtet, wie schwer und ungeschickt manche gehen. Glücklicherweise läßt es sich erreichen, daß man den Gang verbessert, selbst bei einem erwachsenen Menschen. Das Mittel, das man dazu gebraucht, ist nicht so sehr der gewöhnliche Gang allein; denn die häufigsten Fehler beim Gange — die Haltung und die Bewegungen des Körpers usw. — haben meistens ihre Ursache in der Steifheit in den Gelenken und im Rücken, in mangelnder Herrschaft über den Körper, in unharmonischer Entwicklung u. dgl. Diesen Mängeln wird schneller und besser abgeholfen durch eine ganze Reihe von Übungen, die der eigentlichen Gymnastik zur Verfügung stehen, als durch den gewöhnlichen Gang, z. B. tiefe Kniebeugen, Ausfall, Fersenhebung, Knieheben in Abwechslung links und rechts, Gleichgewichtsübungen, wozu noch alle die Übungen kommen, die besonders die Haltung beeinflussen.

Der Anfang und das Aufhören vom Taktgang vorwärts erfordern sorgfältige Einübung, wenn sie richtig gemacht werden sollen. Die Schüler müssen daran gewöhnt werden, daß sie beim Anfang des Taktganges ruhig das Befehlswort: „Marsch!" abwarten, bevor sie den linken Fuß vorwärts stellen. Darum muß der Leiter die Pause zwischen der Ankündigung des Befehls und diesem selbst lang machen. Wenn dann: „Marsch!" gesagt ist, muß der linke Fuß schnell vorwärts geführt werden, dicht über dem Boden hin und, — was besonders einzuschärfen ist, — der rechte Fuß muß gleichzeitig den Körper vorwärts schieben. Tut er das nicht, so schwingt der linke Fuß in die Luft und muß zurückgezogen werden, um auf den Boden gesetzt zu werden. Der erste Schritt wird dadurch zu kurz.

Bei Beendigung des Ganges muß das Befehlswort: „Halt!" genau mit dem Augenblick zusammenfallen, in dem ein Fuß — bald der rechte, bald der linke — niedergestellt wird. Der andere Fuß wird in dem nächsten Takt so vorwärts gestellt, daß er die Fahrt des Körpers hemmt; darauf wird der erste Fuß fest und bestimmt, aber doch leicht angezogen. Gleichzeitig hört der Schwung der Arme auf, und der ganze Körper wird zur genauen Grundstellung gebracht. Nicht selten geht die richtige Grundstellung beim Gang verloren, was sich besonders deutlich beim „Halt!" zeigt. — Um nur gutes Anhalten einzuüben, kann man 1, 2 oder 3 Schritte vorwärts machen lassen, da die Bewegung, mit der diese Schritte schließen, ganz dem Anhalten beim längeren Gehen gleicht.

Der Gang ist eine so zusammengesetzte Bewegung, daß auch die Muskelwirksamkeit dabei außerordentlich zusammengesetzt und verwickelt sein muß. Es werden deshalb nur einzelne Hauptteile der Muskelwirksamkeit sein können, die hier genannt werden. In großen Zügen ist es leicht zu sehen, welche Muskeln besonders Gehmuskeln sind. Der Gang ist ja die Bewegung, die wir am meisten und frühesten geübt haben, und er ist es, der das Bein geformt und entwickelt hat. Der Gang ist es, der unsere Wadenmuskeln, unsere Kniestrecker und unsere Muskeln am Hüftgelenk groß und leistungsfähig gemacht hat.

In dem Augenblick, wo der linke Fuß vorwärts gestellt ist, ist das linke Bein im Hüftgelenk etwas nach außen geführt (abduziert) und etwas flektiert. Damit der Körper über dieses hinwegkommen kann, muß eine Einwärtsführung (Adduktion) im Hüftgelenk stattfinden, die von einer Streckung begleitet ist. Die Einwärtsführung geschieht durch den Kammuskel, den schlanken Oberschenkelmuskel, den langen, den kurzen, den großen Anzieher, den äußeren Hüftlochmuskel, den viereckigen Hüftmuskel; und, was vielleicht besonders betont zu werden verdient, die Muskeln, die das Hüftgelenk strecken, helfen auch mit, das Bein einwärts führen, nämlich: der große Gesäßmuskel (dessen unterster Teil einwärts führt), der halbsehnige, der halbhäutige und der zweiköpfige Beugemuskel. Der hinterste Teil des großen Anziehers ist auch zugleich ein kräftiger Strecker des Hüftgelenks, indem er anziehend wirkt. Der Körper wird aber beim Schritt bald so weit nach links geführt, daß der linke Fuß senkrecht unter seinen Schwerpunkt gelangt und dann wird die Schwere Abduktion im Hüftgelenk bewirken; damit diese nicht zu groß wird, müssen die Abzieher (Abduktoren) in Tätigkeit gesetzt werden und gegensinnig arbeiten: der mittelste und der kleinste Gesäßmuskel und der Spanner der Schenkelbinde. Der vierköpfige Strecker des linken Knies muß dieses gestreckt halten, während das Bein den Körper trägt. Wenn dann der linke Fuß beim Vorwärtsbewegen des Körpers hinter diesen kommt, muß der Fuß abgewickelt werden und dadurch dazu beitragen, den Körper in der Fahrt vorwärts zu erhalten.

Muskeltätigkeit beim Gehen

Die Abwicklung ist eine Art Fersenheben bis auf die Zehenspitzen; diese wird ausgeführt durch die Zwillingsmuskeln der Wade, den Schollenmuskel, den hintersten Schienbeinmuskel, den langen Großzehbeuger, den langen gemeinschaftlichen Zehenbeuger und den langen und den kurzen Wadenbeinmuskel. Sobald der linke Fuß abgewickelt ist und den Boden verläßt, um vorwärts zu schwingen, senkt sich die linke Hüfte und das Becken steht dadurch schief. Das Rückgrat, das mit dem horizontal stehenden Becken sonst einen rechten Winkel bildet, würde dadurch dazu gebracht werden, sich mehr nach links zu neigen, wenn es nicht so weit nach rechts gezogen würde, daß die Muskeln der linken Seite, und namentlich deren Rückenstrecker, den Körper hindern müssen, sich zu weit nach rechts zu beugen. Sie werden gleichzeitig durch ihren Zug aufwärts in der linken Seite des Beckens dieses daran hindern helfen, zu weit nach links zu sinken. Indem das linke Bein vorwärts schwingt, wird es im Hüftgelenk durch den Lendendarmbeinmuskel, den Schneidermuskel, den Spanner der Schenkelbinde und den geraden Kopf des Schenkelstreckers (Rectus femoris) gebeugt. In ähnlicher Weise wirken die Muskeln der rechten Seite.

Die Muskeln, die beim Gange in Wirksamkeit treten, sind im wesentlichen dieselben, die auch beim Laufe wirken; aber natürlich führen sie dann eine viel größere Arbeit aus. Der Fuß berührt dann in der Regel nur mit dem Fußballen den Boden, und Knie- und Hüftgelenk sind stärker gebeugt, was den Wadenmuskeln, den Kniestreckern und den Hüftgelenkstreckern bedeutend mehr Arbeit gibt. Der Körper ist mehr vorwärts geneigt; das erfordert kräftigeren Gebrauch der Rückenstrecker. Auch beim Sprung arbeiten im wesentlichen die gleichen Muskeln, wie beim Gange, denn die meisten Sprünge erfordern schnelles und kräftiges Strecken der Fuß-, Knie- und Hüftgelenke und des Rückens.

Lauf und Sprung entwickeln also die Gehmuskeln und tragen dazu bei, den Gang leicht zu machen. Es ist von großem Wert für einen Menschen, bis ins Alter hinein die Fähigkeit zu behalten, leicht und ausdauernd gehen zu können. Denn so lange es einem leicht und angenehm ist, zu gehen, schafft man sich durch Gehen die meiste Bewegung, die man nötig hat, und man kommt nicht in die Versuchung, körperlich untätig zu sein, was für die Gesundheit, ja fürs ganze Leben schicksalschwer sein kann. Solche Menschen, deren Beine nicht mehr ihren Dienst tun können, geben hiervon sprechende Beispiele genug.

Es sind die größten Muskeln des Körpers, die bei diesen Bewegungen gebraucht werden. Wenn sie arbeiten, wird viel Sauerstoff verbraucht, und es bildet sich viel Kohlensäure, wodurch die Lungen und das Herz n starke Tätigkeit gesetzt und dadurch voll und kräftig entwickelt werden.

Es ist wohl zu bemerken, daß man diese Muskeln so stark arbeiten lassen kann, wie sie es vermögen, ohne daß die Lungen und das Herz in ihrer Tätigkeit gehemmt werden, während schwere Arbeit mit den Armen leicht das Atmen und den Blutumlauf daran hindert, in natürlicher Weise sich zu vollziehen, weil die hier wirkenden Muskeln zum Teil vom Brustkasten kommen und fordern, daß dieser festgelegt sein muß. Darum sind Gang, Lauf, Sprung, Tanz, Spiel und Ballspiel, von denen die beiden zuletzt genannten im wesentlichen Lauf sind, nützlicher und wirksamer für die Entwicklung der Lunge und des Herzens, als z. B. Übungen an Geräten, die besonders Arbeit mit den Armen erfordern, die aber dabei doch gewiß notwendig für die umfassende körperliche Schulung bleiben.

Schrittwechsel. Dieser wird am leichtesten eingeübt als Schritt= wechsel= oder Schottischgang, also mit Schritt= wechsel auf jedem Schritt (Schottischschritt). Es wird der Befehl gegeben: Schrittwechselgang vorwärts — marsch! Er muß so ausgeführt werden, daß der nachschreitende Fuß genau hinter den vorderen gestellt wird und nicht, wie es oft geschieht, neben diesen. Dieser Gang wird zuerst im Takte des gewöhnlichen Ganges geübt, darnach im schnelleren Takt, beinahe wie Lauf, und dann mit einem Zwischenhupf auf dem vorderen Fuß, in= dem der hintere vorwärts schwingt. Schließlich kann der Gang noch mit Zwischenhupf und im langsamen Takt geübt werden; er muß dann besonders leicht ausgeführt werden.

Gang mit kurzen Schritten. Dabei soll die Neigung des Körpers vorwärts bedeutend geringer sein als beim gewöhnlichen Gang, weil die Fahrt vor= wärts geringer ist. Die Schüler müssen bei diesem Gang eine „hohe Haltung" haben. Die Schritte werden oft nicht kurz genug ge= macht.

Gang mit langen Schritten. Das Knie des den Boden ver= lassenden Beines muß bei der Ab= wicklung des Fußes gut gestreckt sein, um dem Körper einen kräftigen Schub vorwärts zu einem langen Schritt geben zu können. Der Rücken muß gut gestreckt, der Kopf hoch gehalten werden.

Die Schritte können nach und nach so lang gemacht werden, daß sie zum Ausfall werden; macht man dabei große Sprünge mit gestreckten Armen, so daß diese erst zur Schulterhöhe, später zur Aufwärtsstreckung der Arme führen (der eine Arm wird aufwärts geschwungen, während man den andern abwärts schwingt), bekommt man dadurch einen kräftigen, und gut ausgeführt, auch einen geschmeidigen und schönen Gang. („Kriegsmarsch", die griechische Pyrrhiche.)

Eilgang. Je langsamer der Gang ist, desto genauer und bestimmter können all seine einzelnen Bewegungen ausgeführt werden: Das Führen des Beines, das Niedersetzen des Fußes, die Bewegungen und die Haltung des Körpers.
Aber Anfängern gegenüber, namentlich der ländlichen Jugend, deren Bewegungen im ganzen, und nicht am wenigsten die des Ganges, zu langsam sind, ist es sehr ratsam, recht oft Eilgang zu benutzen, um dadurch zu einem lebhaften und frischen Gang zu erziehen. Er muß auch häufig bei Kindern gebraucht werden, da diese von Natur am liebsten schnelle Bewegungen machen, und erst nach bedeutender Übung darin es verstehen und dazu befähigt werden, auch die langsamen Bewegungen so sorgfältig und kräftig auszuführen, daß diese die ihnen eigene Wirkung ausüben. Eilgang kann man auch mit langen Schritten ausführen lassen, wodurch der Gang kräftig und anstrengend wird; ebenfalls kann man Zehengang und Eilgang miteinander verbinden.

Betonungsgang (Gehen mit festem Fußschlag). Dieser Gang soll so ausgeführt werden, daß der feste Fußschlag mit gestrecktem Knie und mit Ansetzen der ganzen Fußsohle auf einmal geschieht; sonst hört man ihn nicht klar und scharf abgegrenzt genug. Der Fuß darf nicht höher vom Boden gehoben werden, als bei einem gewöhnlichen Schritt; er muß fest an den Boden gedrückt, nicht aber hineingeschlagen oder hineingestampft werden. Der feste Fußschlag soll mit anderen Worten nur gehört, nicht aber gesehen werden; es darf dabei also keine große oder ungewöhnliche Bewegung mit dem Fuß oder mit dem Körper gemacht werden.

Es muß großes Gewicht darauf gelegt werden, daß der feste Fuß=
schlag von allen vollständig gleichzeitig ausgeführt wird, wie auch
darauf, daß er kurz und klar ertönt, nicht klappernd.

Um Kindern und sehr ungeübten erwachsenen Anfängern das
Gehen im Takte schnell beizubringen, kann man sie festen Fußschlag
auf jedem Schritt machen lassen, nach dem Befehl: Mit festem Fuß=
schlag auf jedem Schritt vorwärts — marsch! Der Takt wird dann
so gut zu hören sein, daß es jedem schwer fallen wird, ihn außer
acht zu lassen. Um dann einzuüben, daß die Schüler gleichzeitig
denselben Fuß vorwärts stellen, kann man sie festen Fußschlag auf
jedem zweiten Schritt machen lassen, also auf demselben Fuß. Es
wird dann befohlen: „Mit festem Fußschlag auf dem linken (rech=
ten) Fuß vorwärts — marsch!" Jeder wird dann bald merken, ob
sein fester Fußschlag gleichzeitig mit dem der anderen ausgeführt
wird. Die Übung ist einseitig und muß deshalb mit beiden Füßen
gleich lange geübt werden.

Gang mit festem Fußschlag auf jedem Schritt kann auch in etwas
veränderter Form für Geübtere gebraucht werden. Der Takt muß
dann anfangs langsam sein. Beim Vorwärtsstellen des Beines,
welches recht langsam geschehen muß, wird das Knie etwas mehr
gebeugt als beim gewöhnlichen Gang. Der Fuß muß ungefähr
senkrecht unter dem Knie gehalten werden, der Spann gestreckt,
die Zehenspitzen werden nur wenig über dem Boden gehoben.
Das vorwärtsgeführte Knie muß gebeugt gehalten werden, bis
der Körper vorwärts fällt und der Fuß angesetzt wird. Das Knie
wird dann sehr bestimmt und schnell gestreckt und der Fuß wird
mit festem Fußschlag angesetzt. Der Rücken wird schön gestreckt, die
Arme werden still gehalten. Als Befehl kann gebraucht werden: Mit
festem Fußschlag und im langsamen Takt vorwärts — marsch!
— Ist der langsame Takt eingeübt, kann man den Takt des ge=
wöhnlichen Ganges gebrauchen, mit tüchtigen Schülern sogar den
Takt des schnellen Ganges. Dieser Gang ist besonders dazu ge=
eignet, den gewöhnlichen Fehler des Ganges zu beseitigen, daß
das Knie zu steif und krumm gehalten wird, sowohl beim Vor=
schwingen des Beines als beim Ansetzen des Fußes, indem man
das Knie daran gewöhnt, sich lebhaft zu beugen und schnell und
ganz zu strecken. Bei diesem Gang ist die Führung der Beine

nicht ungleich derjenigen der Vorderbeine eines schnellen jungen Pferdes.

Zehengang. Bei diesem Gang ist es das Wichtigste, daß der Körper (der Rücken und der Hals) tüchtig gestreckt werden, wie bei einer stehenden Fersenhebung. Da die Schritte kürzer werden, weil nur die Fußballen, nicht der ganze Fuß abgewickelt wird, wird die Schnelligkeit der Vorwärtsbewegung geringer, so wie beim Gang mit kurzen Schritten; darum müssen die Schüler hierbei eine „hohe Haltung" haben.

Gang mit Verweilen Hierbei muß der Körper über den vor-
(im Takte mit einer wärtsgestellten Fuß gleich vorgeschoben
Zwischenzeit). werden und daselbst ein wenig verweilen, während der andere Fuß zurückgehalten wird. Man bekommt deshalb hier ungefähr die gleiche Haltung des Körpers wie bei stehender Beinführung rückwärts; er muß einen schwachen Bogen bilden vom Nacken bis an den hinteren Fuß. Der Kopf muß nach hinten geführt sein, nicht rückwärts gebeugt; die Brust muß etwas vorwärts geführt werden, und der Brustteil des Rückgrates muß kräftig gestreckt sein. Dadurch wird der gewöhnliche Fehler, daß die Lende zu sehr gebeugt ist, verhindert. Das hintere Bein soll dann bei guter Beugung des Knies leicht und geschmeidig vorwärts geführt werden, und der Fuß soll leicht aber doch sicher und bestimmt auf den Boden gesetzt werden. Die Arme werden stillgehalten. — Dieser Gang erinnert an den Menuettgang; er hat etwas vom Charakter des Tanzes und eignet sich deshalb am besten für weibliche Turner; von ihnen wird er in der Regel am richtigsten und mit der meisten Anmut ausgeführt. Er erfordert nicht wenig Sinn für Schönheit und Leichtigkeit der Bewegungen, auch Beherrschung des Körpers, um richtig ausgeführt zu werden.

Streckgang. Er ist insofern ein Gegensatz zu dem Gang mit Verweilen, als er ein ausgeprägt männlicher Gang, ein Soldatenmarsch ist; hierbei muß jeder Muskel gespannt sein, die Bewegungen sind fest und energisch, der Körper ist straff und gestreckt, die Arme werden stillgehalten, es darf kein Wackeln und keine Schlaffheit dabei sein. Während der Körper beim Gang mit Derweilen gleich vorwärts geschoben werden soll über den vorderen Fuß, soll er beim Streckgang beständig über den hinteren Fuß gehalten werden. Sobald der vorwärts geworfene Fuß auf den Boden gesetzt ist, muß der Körper so schnell wie möglich über diesen vorgeschoben werden und der hintere Fuß wird mit einer bestimmten Streckung des Knies und des Spanns vorwärts geworfen. Wird diese Streckung gleichzeitig und richtig ausgeführt, so hört sie sich an wie ein Armstrecken. Während der Körper beim Gang mit Derweilen einen ebenen Bogen mit dem hintere Bein bildet, muß er beim Streckgang ein wenig vorwärts geneigt sein, mit stark gestrecktem Rücken, vorgeschobener Brust und gehobenem Kopf. Das Gegengewicht gegen das vorwärts geführte Bein muß nämlich dadurch erlangt werden, daß die Beckenpartie (der Unterkörper, das Gesäß) etwas rückwärts geführt wird; es wird fehlerhaft oft dadurch erreicht, daß der Oberkörper etwas rückwärts gebeugt wird, jedesmal wenn der Fuß vorgeworfen wird; dann wird der Unterleib vorgeschoben, die Lende geschweift und der Kopf fällt vor. Das ist der häufigste Fehler beim Streckgang und zugleich der verderblichste für eine schöne Ausführung. Der vorwärts geführte Fuß soll dem Fußboden folgen, nur so viel gehoben werden, daß er nicht schleppt; bevor er angesetzt wird, soll die Stellung einen Augenblick in sicherem Gleichgewicht gehalten werden; der hintere Fuß soll darauf den Körper vorwärts schieben, so daß der vordere ein kleines Stück (20—25 cm) vorwärts über den Boden gleitet, bevor er angesetzt wird. Wenn der Körper rückwärts gebeugt wird, wird der vordere Fuß aufwärts geschwungen und so viel vom Boden gehoben, daß er zurückgezogen werden muß, um angesetzt zu werden.

Der Streckgang ist ein Gang, der verdient, gut gelernt und oft gebraucht zu werden, weil er vieles einübt, was notwendig ist, um schön und leicht zu gehen, wie z. B. die sichere Führung des Körpers, die Streckung des Beines und das richtige Ansetzen des Fußes. Er wird am leichtesten nach Zählen eingeübt. Die Schüler müssen dann mit vorgestrecktem Fuß stehen bleiben, bis ein neues Befehlswort ihnen die Erlaubnis gibt, den Fuß zu einem neuen

Schritt zu wechseln. Dabei lernen sie das, was man bei diesem Gang am ersten können muß, in sicherem Gleichgewicht auf einem Fuß zu stehen: der Lehrer kann dann die Stellung und Haltung des Körpers berichtigen. Darnach wird der Streckgang ohne Zählen in drei Taktzeiten eingeübt: 1. Vorstrecken des Fußes, 2. Ansetzen der Zehenspitze, 3. Ansetzen der Ferse. — In seiner fertigen Form wird endlich der Streckgang in zwei Taktzeiten geübt: 1. Vorstrecken des Fußes, 2. Ansetzen des ganzen Fußes. Der Takt muß ziemlich langsam sein; dabei wird der Charakter des Ganges am besten hervorgehoben in bezug auf Kraft, Bestimmtheit und Beherrschung des Körpers. Man läßt den Streckgang erst vom Ort aus ausführen, später aus dem gewöhnlichen Gang und dem Eilgang. Der Übergang muß dann äußerst bestimmt und von allen Schülern gleichzeitig gemacht werden. Fällt z. B. das Befehlswort „Marsch!" auf den linken Fuß, so wird der rechte Fuß vorwärts gestellt (am besten mit einem festen Fußschlag als Übergang) darauf wird der linke Fuß schnell vorwärts geworfen, und der Körper wird vollständig ruhig gehalten, als wenn er an dem Boden angenagelt wäre, bis die erste Taktzeit des Streckgangs abgelaufen ist. Dieser plötzliche Übergang gibt einen starken Eindruck der Sicherheit und Beherrschung in der Übung.

Fußbeugegang. Dieser wird wie der Streckgang ausgeführt; nur muß man nach dem Vorstrecken des einen Beines auf dem anderen das Gleichgewicht halten, während eine Fußbeugung und -streckung gemacht wird. Der Körper muß ganz wie beim Streckgang gehalten werden, ein wenig vorwärts geneigt, gut gestreckt, der Kopf hoch, die Arme still. Er wird in vier Taktzeiten eingeübt; genaue Gleichzeitigkeit muß angestrebt werden. Das Ansetzen des Fußes und Vorstrecken des Beines muß man hören können. Der Fußbeugegang gibt eine gute Übung darin, den Körper in sicherem Gleichgewicht von einem Fuß auf den anderen zu führen.

Kniehebegang. Das Knie muß so hoch gehoben werden, wie es geschehen kann, ohne daß das tragende Knie gekrümmt oder der Rücken gerundet wird (siehe Kniehebung am Ort). Der Fuß wird gestreckt und genau lotrecht unter dem Knie gehalten. Die Arme am besten in Hüfthalte, bei Geübteren in Nackenfassung oder in Hochhalte. Die Übung wird in zweierlei Weise ausgeführt:

1. In schnellerem Takte. Das Knie wird schnell aufwärts und abwärts geführt, ohne in der gehobenen Stellung inne zu halten; der Fuß wird angesetzt, ohne daß man das Bein vorwärts streckt. Die Schritte werden also kurz. Man macht gern den Fehler, daß man den Fuß zu weit unter den Körper zurückzieht, daß man den Körper vorwärts gegen das gehobene Knie beugt, daß man mit den Schultern wackelt und daß man das Knie nicht ganz ausstreckt, wenn man den Fuß ansetzt. Es ist eine anstrengende Übung, bei der man leicht außer Atem kommt; sie darf deshalb immer nur kurze Zeit geübt werden.

2. In langsamerem Takte. Nachdem das Knie gehoben ist, wird es einen Augenblick ruhig in dieser Stellung gehalten, während der Körper allmählich vorwärts fällt über das tragende, gut gestreckte Bein. Darnach wird der gehobene Fuß gerade nach unten angesetzt, und das andere Knie wird so schnell wie möglich gehoben. Der Körper muß auch hierbei ruhig und straff gehalten werden, der Rücken gut gestreckt, der Kopf hoch. Diese Form des Kniehebeganges ist schöner als die vorige, aber schwieriger; er paßt für Vorgeschrittene, der vorige für Anfänger. Sie sind beide ausgezeichnet dazu geeignet, steife Beine biegsamer und dadurch den gewöhnlichen Gang leichter und geschmeidiger zu machen; sie sind außerdem gute Vorübungen zum Hochsprung. — Dem Kniehebegang kann eine Kniestreckung vorwärts zugefügt werden, die ausgeführt wird, bevor der Fuß angesetzt wird. Wenn das Knie gehoben ist, wird es gestreckt; das gestreckte Bein wird dann zu einem kurzen Schritt angesetzt. Wird der Schritt zu lang gemacht, dann wird der Unterleib vorgeschoben. — Es kann befohlen werden: Mit Knieheben und -strecken vorwärts — marsch! Der Gang wird am leichtesten nach Zählen eingeübt; in der ersten Taktzeit wird das Knie gehoben, in der zweiten gestreckt, in der dritten wird der Fuß angesetzt und der Körper wird so weit über diesen nach vorn geführt, bis der hintere Fuß nur mit der Zehe aufstützt (dieselbe Stellung wie im Gang mit Verweilen). Darnach werden diese drei Zeiten im Takte geübt. Die fertige Form der Übung geschieht

dagegen in zwei Taktzeiten, indem die Kniehebung unmittelbar in die Kniestreckung übergeht, ohne Anhalten. Zählt man den Takt, so fällt „Eins!" auf den Augenblick, wo das Knie gestreckt ist, „Zwei!" auf den Augenblick, wo der Fuß angesetzt wird. Die Arme können in Hüft=, Nacken= und Hochhalte getragen werden. — Die Schwierigkeit bei diesem Gang liegt in der Kniestreckung; das Bein, das wagerecht vorwärts geführt werden sollte, wird oft mehr oder weniger gesenkt; oder, — wenn man sich Mühe gibt, es hoch zu halten — tritt leicht der Fehler ein, daß man den Rücken rundet, indem man zugleich den Leib vorschiebt und das Standbein krümmt.

Gang seitwärts. Der Gang seitwärts muß auf den Zehen ausgeführt werden; beide Füße sollen so weit nach außen gerichtet sein wie in der Grundstellung. Die Fersen werden bei jedem Schritte wieder geschlossen. Die Knie sind gestreckt zu halten, während die Füße auf dem Boden ruhen. Indem die Füße weitergestellt werden, beugen sich die Knie ganz leicht. Da der Schwung der Arme hierbei von keinem Nutzen ist, wie es beim Vorwärtsgehen der Fall ist, müssen sie stillgehalten werden. Der Körper muß ebenso gut gestreckt sein wie bei einer stehenden Fersenhebung oder beim Zehengang vorwärts. Er muß senkrecht gehalten werden, ohne sich in die Richtung des Ganges zu senken. Fehler können hier folgende genannt werden: Die Füße zeigen zu sehr nach vorn, was in der Regel mit sich führt, daß die Fersen nicht geschlossen werden. — Der Fuß, nach dessen Seite man geht, ist zu weit nach außen gedreht, der andere zu weit nach innen; dadurch wird der Körper so gedreht, daß der Gang halb vorwärts, halb seitwärts ausgeführt wird. — Die Knie sind gebeugt, besonders bei dem weitergestellten Bein. — Um den Beinen nachzuhelfen, wiegt der Körper seitwärts, was besonders den Gang verunziert. Die Beine müssen die ganze Arbeit ausführen, während der Körper straff und ruhig gehalten wird.

Beim Übergang vom Vorwärtsgang zum Gang seitwärts wird das Befehlswort auf den Fuß fallen, nach dessen Seite man gehen soll; die Wendung muß auf dem Fußballen des andern ausgeführt werden. — Gehen die Schüler in zwei Reihen, so können die der hinteren Reihe die Hüften oder Schultern oder bei Hüfthalte die Handgelenke derer der vorderen Reihe fassen, damit sie paarweise einander folgen.

Der Gang seitwärts ist eine wertvolle Gangart und verdient es, wohl geübt zu werden, weil er die Muskeln stärkt, die den Fuß um seine Längeachse drehen, dadurch, daß sie den inneren und äußeren Fußrand heben und senken (die Pronation und Supination des Fußes; der vordere Schienbeinmuskel [am meisten], der lange Großzehstrecker, der lange Großzehbeuger, der lange gemeinsame Zehenbeuger und der hintere Schienbeinmuskel heben den inneren Fußrand — supinieren den Fuß —, der lange und der kurze Wadenbeinmuskel [am meisten] und der lange gemeinsame Zehenstrecker heben den äußeren Fußrand — pronieren den Fuß —). Diese Muskeln müssen besonders bei den Gleichgewichts=übungen arbeiten, wenn es gilt, das Gleichgewicht seitwärts nicht zu verlieren; und es beruht unter anderm auf diesen Muskeln, ob das Fußgelenk kräftig genug ist, um einer Verstauchung oder Verrenkung zu widerstehen.

Lauf. Dieser unterscheidet sich von dem Gang dadurch, daß der hintere Fuß so kräftig abgewickelt wird, daß er schon den Boden verlassen hat, bevor der vordere angesetzt wird; der Lauf ist eine Reihe kleiner Sprünge. Gang, Lauf und Sprung sind Übungen gleicher Art; sie liegen sozusagen in ihrer gegenseitigen Verlängerung; wird ein Gangschritt verstärkt, so wird er ein Laufschritt; wird der Lauf kräftiger ausgeführt, so wird er zu einem Sprung (Hoch= oder Weitsprung). (Auch der Tanz gehört hierher, da er aus einer Menge verschiedener Lauf= und Sprungschritte besteht.)

Der turnerische Lauf muß auf den Fußballen ausgeführt wer=den. Vielleicht ist es mehr kraftsparend, auf der ganzen Fußsohle zu laufen; wenn es aber gilt, die Anlage zum Laufen zu ent=wickeln, und nicht, zu irgendeinem praktischen Zweck zu laufen, so muß man auf den Zehen laufen; dieses gibt den Wadenmuskeln die größte Arbeit und läßt sie so zu der höchsten Leistungsfähigkeit kommen. Ohne starke Wadenmuskeln, die wie elastische Federn den ganzen Körper tragen können, erzielt man keinen schnellen, ausdauernden, leichten und schönen Lauf; es sieht ungeschickt und schwerfällig aus, auf dem ganzen Fuße zu laufen. (Wie be=

kannt ist, erfordert der Tanz auch kräftige Wadenmuskeln, um leicht und schön zu sein.)

Der Fuß muß ein wenig nach außen gedreht sein, wenn er den Boden berührt; wie beim Gang, ist es auch hier ein Fehler, ihn entweder zu weit nach innen (wie die O=beinigen) oder zu weit nach außen (wie diejenigen mit X=Beinen) zu drehen. Das Fuß= gelenk muß nicht zu steifgehalten werden, wie viele es tun; das gibt beim Lauf einen schweren Fußschlag, (wie es beim Springen einen schweren Niedersprung gibt). Die Wadenmuskeln müssen sich daran gewöhnen, dem Fall des Körpers vorwärts auf den vorwärts gestellten Fuß nachzugeben und ihn darnach kräftig vor= wärts zu werfen während der Abwicklung. — Ebenso wie beim Gang, darf die Abwicklung nicht zu früh anfangen; sonst voll= führt sie zu viel von einem Hochsprung und zu wenig von einem Weitsprung, d. h. die Kraft geht für die Fortbewegung verloren und die Fahrt vorwärts wird vermindert.

Indem das Knie beim Niedersprung auf den vorgesetzten Fuß federt, muß es ein wenig nach außen gedreht sein. Es ist ein schlim= mer und nicht seltener Fehler, daß man die Knie zu dicht zu= sammenhält, und die Unterbeine dann seitwärts schwingen; das macht den Lauf sowohl schwerfällig als unschön. Dieser Fehler findet sich besonders bei den X=Beinigen, die obendrein oft die Füße zu viel nach außen drehen. — Viele vergessen, während der Abwicklung des Fußes zugleich das hintere Knie völlig zu strecken; dieses vermindert das Vorwärtstreiben bedeutend.

Das Becken zeigt genau die entsprechenden Bewegungen beim Lauf wie beim Gang. Es wird ein wenig seitwärts verschoben, um das Gleichgewicht, bald auf dem einen, bald auf dem andern Fuß herzustellen. Doch ist diese Verschiebung ganz gewiß ein wenig ge= ringer wie beim Gang, weil die Füße hier mehr in einer Linie angesetzt werden. — Das Becken wiegt auf und ab, indem die Seite, deren Bein vorwärts schwingt, von dem Gewicht des Kör= pers abwärts gedrückt wird. Damit der Körper nicht nach der= selben Seite fallen soll, macht er eine kleine Biegung in der Lende nach der entgegengesetzten Seite, was unter anderm den Rücken= streckern beim Lauf eine nicht geringe Arbeit gibt. (Vergleiche die kräftigen Rückenstrecker des Hirsches und anderer Tiere, die viel laufen.) Jedesmal, wenn ein Bein vorwärts gestellt wird, zieht es seine Seite des Beckens mit sich. Wie beim Gang erfolgt auch hier bei jedem Schritt eine Drehung in den Lendenwirbeln; sie ist beim Lauf natürlich etwas größer, weil die Schritte länger sind. Der Schwung der Arme, der aus dem gleichen Grunde größer ist, wirkt beschleunigend und hilft das Gleichgewicht in derselben Weise erhalten wie beim Gang; muß man sie nämlich stillhalten, dann dreht sich der Oberkörper stärker, und der Lauf wird schwieriger.

Weil der Körper hier eine stärkere Fahrt hat als beim Gang, muß er mehr vorwärts geneigt werden. Dabei muß der Rücken gerade gehalten werden; wird er gekrümmt, wie es häufig der Fall ist, dann ist die Stellung nicht allein häßlich, sondern physiologisch gesehen ungünstig; denn, wenn überhaupt, so gilt es hier besonders, den Brustkasten recht weit und leicht beweglich zu halten; der Lauf gibt bekanntlich den Lungen mehr Arbeit als irgendeine andere Übung; man muß deshalb dafür sorgen, daß diese so ungehindert wie möglich vor sich geht. — Die Arme schwingen im Takte mit den Beinen, also schneller als beim Gang. Damit dieses nicht zu viel Muskelarbeit erfordert, müssen die Arme gebeugt werden; dabei werden sie, als Pendel betrachtet, kürzer und schwingen also schneller. Die Arme müssen ungefähr zu einem rechten Winkel gebeugt werden und mit den Schultern zusammen etwas zurückgehalten werden. Beim Schwung, der in parallelen Bahnen gehen soll, müssen die Hände beinahe ebenso weit hinter als vor die Hüften kommen.

Es gibt nicht viele Formen der Leibesübungen, bei denen in der gleichen Zeit eine so große Arbeit — in Kilogrammetern gemessen — ausgeführt wird, als beim Lauf. Dadurch bekommt der Lauf einen unabschätzbaren Wert für die körperliche Erziehung. Er erfüllt mehr als irgend eine andere Übung die eine große Forderung, die an das Turnen gestellt werden muß, die nämlich, Bewegung oder, physiologisch ausgedrückt, einen lebhaften Stoffwechsel zu geben, was für den Haushalt des Körpers durchaus notwendig ist, besonders in jungen Jahren, wenn eine gute Gesundheit erlangt und erhalten werden soll.

Die Bewegung, die ein Kind für seine körperliche und geistige Entwicklung und sein Wachstum haben muß, und die es sich mit der unabweisbaren Forderung eines Naturtriebes zu schaffen sucht, bekommt es im wesentlichen durch den Lauf. Sobald die Beine den Körper einigermaßen sicher tragen können, läuft, springt, hüpft es darauf los, wenn es ins Freie hinauskommt. Oft hemmen die Eltern diesen Drang nach Bewegung, anstatt ihn zu fördern; es ist beim Kind das beste Zeichen der Gesundheit, das sich ein Vater oder eine Mutter wünschen können, und durch diesen Trieb werden alle Organe fürs ganze Leben gestärkt. Für die blassen Kinder der Städte gibt es keine bessere Heilung, als wenn sie über die Hügel am Wald und am Strande laufen können. Wie man weiß, zeigen gesunde Kinder im Laufen eine Ausdauer, die die meisten Erwachsenen beschämen muß.

Der Lauf ist die älteste der Übungen, in denen die Griechen bei den olympischen Spielen wetteiferten; ja er ist überhaupt während drei Viertel des ersten Jahrhunderts, aus dem wir Bericht über diese Spiele haben, dort die einzige Übung. Das wichtigste Mittel der Engländer bei der hochentwickelten körperlichen Erziehung, deren ein Teil ihrer Jugend teilhaftig wird, ist heute noch der Lauf; denn er ist das wesentlichste bei allem Ballspiel. — Es mag hier endlich erwähnt werden, daß die Pferdezüchter durch den Wettlauf die Rasse der Pferde verbessert haben.

Was für ein ausgezeichnetes Mittel aber auch der Lauf für die körperliche Erziehung sei, es ist mit ihm allein doch nicht genug getan. Neben der Forderung, einen lebhaften Stoffwechsel herbeizuführen, muß noch eine andere, ebenso wichtige Forderung an das Turnen gestellt werden, nämlich die, den Körper zu einer harmonischen Schönheit zu formen, denn nur dadurch wird vollkommene Gesundheit erlangt. Diese Forderung kann der Lauf nicht erfüllen, denn er ist einseitig. Die Griechen lernten bald, Übungen zu erfinden, die der Einseitigkeit des Laufens nachhelfen und den Körper und die Arme entwickeln konnten, so das Ringen, das Diskus- und das Speerwerfen. Viele Engländer geben den Beweis für die Einseitigkeit des Laufens, indem sie lange, kräftige Beine, aber einen schwachen, unentwickelten Oberkörper haben.

Der Lauf muß besonders im Freien geübt werden, am häufigsten in der Form des Ballspiels. In der Turnhalle muß man das größte Gewicht darauf legen, Leichtigkeit und schöne Form im Lauf einzuüben. Hiermit sei doch keineswegs gesagt, daß er nicht auch hier als Dauerlauf gebraucht werden kann und muß, besonders bei weniger geübten Schülern.

Schrittwechsel. Beim Laufen wird dieser am besten als Schrittwechsellauf geübt. Es wird dann ein Zwischenhupf auf jedem Fuß gemacht. Dieser Lauf hat zwei Formen: entweder kann man das eine Bein rückwärts halten, während der

Wechsel auf dem anderen geschieht, oder man kann es vorwärts werfen, gestreckt im Knie und im Spann. Diese letzte Form nähert sich dem Tanz. Der Zwischenhupf ist kürzer und die Fahrt vorwärts geringer als bei der ersten Form. Die Arme können in Hüftfassung gehalten werden. Wenn sie frei hängen, dürfen sie nicht viel bewegt werden.

Betonungslauf. Der feste Stampftritt hierbei muß durch einen von allen Übenden zu gleicher Zeit ausgeführten raschen Schlag der ganzen Fußsohle gegen den Boden erfolgen, sonst tönt er klappernd. Es kann fester Fußschlag (Appell) geübt werden auf jedem, auf jedem zweiten, auf jedem dritten, auf jedem fünften, und auf jedem vierten und fünften Schritt. Man verfolgt mit den verschiedenen Arten des Betonungslaufes ungefähr die gleichen Zwecke wie mit denen des Betonungsganges.

Kniehebelauf. Dieser muß fleißig betrieben werden, weil dabei das Knie und das Hüftgelenk im leichten und schnellen Beugen geübt werden. Außerdem ist er eine gute Vorübung zum Hochsprung. Der Oberschenkel muß zur wagerechten Haltung gehoben werden, ohne daß der Rücken oder das hintere Bein gekrümmt werden. Die Schritte müssen kurz sein und die Arme am besten in Hüftfassung. Es ist ein sehr anstrengender Lauf, der nur kurze Zeit auf einmal andauern darf.

Lauf seitwärts. Dieser ist wie der Seitengang eine wertvolle Übung, die das Fußgelenk stärkt. Die Fersen müssen geschlossen werden, solange sie noch vom Boden entfernt sind. Die Füße müssen nach außen gedreht sein; man ist geneigt, sie entweder geradeaus oder, was noch schlimmer ist, den Fuß, nach dessen Seite man läuft, zu viel nach außen, den anderen zu viel nach innen zu drehen. Dabei wendet sich der Körper, so daß man halb seitwärts und halb vorwärts läuft. — Manchmal wird das weitergestellte Bein zu sehr gebeugt; dadurch läuft man, als ob man lahm wäre. Die Knie sollen nur ein wenig federn, indem die Füße angesetzt werden, müssen aber gestreckt sein, wenn die Füße vom Boden sind. — Solche, die weniger kräftige Beine haben, werfen oft den Körper seitwärts, um den Beinen nachzuhelfen; dies ist unschön; der Körper muß straff und gestreckt gehalten werden, während die Beine sich unter ihm bewegen. — Die Arme können Hüfthalte haben; wenn sie frei sind, müssen sie ruhig gehalten werden.

Während des Seitenlaufs kann man kehrt machen. Die Wendung muß dann immer nach der Seite geschehen, nach der man läuft. Der Lauf muß nach der Wendung in der gleichen Richtung fortgesetzt werden wie zuvor; nur die Front ist verändert. Sonst würde man wieder nach derselben Seite laufen. Die Wendung muß so schnell wie möglich geschehen.

Laufen die Schüler in zwei Reihen, können die hinteren die Hüften der vorderen fassen, so daß sie paarweise miteinander laufen; die vorderen fassen dann die eigenen Hüften. Bei der Wendung können dann die hinteren die vorderen herumschwingen oder ihre Hüften loslassen, so daß jeder für sich die Wendung ausführt; die nun hinten Laufenden fassen die Hüften der vorderen. Beim Übergang zum Vorwärtsgehen nehmen alle die Hände weg.

XII. Sprungübungen.

Man kann, von einer Seite gesehen, die turnerischen Übungen in zwei große Gruppen teilen: die einfachen und die zusammengesetzten. Die einfachen Übungen sind solche, bei denen nur ein oder wenige begrenzte Teile des Körpers gebraucht werden. Sie sind in der Regel leicht zu lernen. Oft werden sie langsam ausgeführt, und selbst wenn einige schnell ausgeführt werden, macht es keine weitere Schwierigkeit, da die Bewegung so einfach ist. Man erreicht durch diese Übungen, daß man auf den Teil oder die einzelnen abgegrenzten Teile, mit denen gearbeitet wird, gut einwirkt. Man kann bewirken, daß die Muskeln in starker Verkürzung oder Verlängerung arbeiten, wie man es am richtigsten findet, und man kann bewirken, daß die Gelenke durch Beugen und Strecken bis zum äußersten Grade bewegt werden. Man kann also durch diese einfachen Übungen die Gelenke des Körpers geschmeidig machen. Durch sie wird den einzelnen Teilen des Körpers eine Entwicklung gegeben, die ihrer Bedeutung für das Ganze entspricht: Sie sind im besonderen Grade die formgebenden Übungen, schaffen also Harmonie und Schönheit im Körperbau. Man kann leicht

Beispiele für diese Übungen geben: Vorlingsliegen, Rumpffenken rück=
wärts aus dem Sitzen, Rumpfbeugungen, Rumpfdrehungen, Arm=
streckungen usw.; es sind also die Freiübungen und die meisten gemein=
samen Übungen an Geräten.

Es ist aber nicht genügend, daß alle Einzelheiten des Körpers stark
und wohlentwickelt sind; sie müssen auch lernen, in einer zweckent=
sprechenden Weise zusammenzuwirken. Dieses wird durch die zusammen=
gesetzten Übungen erreicht. Sie lassen nämlich viele oder fast alle Teile
des Körpers auf einmal oder in schneller Reihenfolge hintereinander
arbeiten. Durch sie kommen die einzelnen Muskeln nicht dazu, daß
sie in voller Verkürzung und Verlängerung oder mit all ihrer Kraft
wirken, und die Gelenke werden nicht bis zu den äußersten Grenzen
bewegt; aber jeder Teil lernt es, sich als ein Glied in die Arbeit des
Ganzen hineinzupassen, sein bestimmtes Maß beizutragen, weder zu
wenig noch zu viel, und im rechten Augenblick einzugreifen, weder zu
früh noch zu spät. Diese Übungen sind nicht so leicht gelernt wie die
einfachen; sie müssen viele Male geprüft und geübt werden, bevor
man, volkstümlich gesprochen, den richtigen „Kniff" herausbekommt;
oft müssen sie zum Teil Reflexbewegungen werden, bevor sie richtig
und sicher ausgeführt werden können. So lange man sie nicht kann,
gebraucht man viel zu viele Kräfte zu ihrer Ausführung, weil einzelne
Muskeln störend in die gemeinsame Arbeit eingreifen, indem sie zu
früh oder zu spät wirken, zu stark oder zu matt. Eine zusammengesetzte
Übung zu lernen, heißt also, den richtigen ökonomischen Gebrauch
seiner Kräfte im gegebenen Augenblick zu lernen. Je mehr zusammen=
gesetzte Übungen man lernt, desto mehr Fortschritte macht man darin,
seine Kräfte unter allen, auch unbekannten Verhältnissen mit der größten
Wirkung zu gebrauchen und am meisten mit ihnen auszurichten. Die
zusammengesetzten Übungen geben also die wertvollen Fähigkeiten, die
man mit einem zusammenfassenden Wort Gewandtheit nennt, und ohne
die wir körperlich nicht harmonisch entwickelt sind.

Die einfachen und die zusammengesetzten Übungen lassen sich nicht
scharf trennen.

Das Klettern scheint z. B. eine recht zusammengesetzte Übung zu
sein; es ist aber in der Bedeutung, in der wir hier das Wort gebraucht
haben, nicht der Fall. Denn die Bewegungen, aus denen das
Klettern besteht, erfolgen so langsam nacheinander, daß man Zeit hat,
über jede von ihnen nachzudenken; man kann klettern, wenn man nur
die Übung verstanden hat, und Kraft genug hat. Die Übung erfordert
darum keine sonderliche Gewandtheit und Schlagfertigkeit. Die Gleich=
gewichtsübungen stehen eher den Geschicklichkeitsübungen nahe; denn

die Bewegungen, die dazu notwendig sind, folgen so schnell aufeinander, daß man keine Zeit hat, sie zu überlegen, und sie müssen genau abgepaßt sein; ein Kind hat Kräfte genug, z. B. auf einem Bein zu stehen, aber seine Muskeln sind nicht so geübt, daß es auch schon ganz sicher stehen kann.

Die zusammengesetzten Übungen finden sich besonders in den beiden großen und reichhaltigen Klassen, die wir Sprung- und Gewandtheitsübungen nennen. Wie verschieden die Übungen innerhalb dieser beiden Gruppen sonst auch sein können, so haben sie doch die Hauptwirkung gemein, daß sie Geschicklichkeit erfordern und geben.

Den einfachen und den zusammengesetzten Übungen muß gleichwertig Raum gewährt werden. Die erstgenannten bilden sozusagen die Grundlage für die zweiten; jene formen den Körper und geben ihm die Geschmeidigkeit und Kraft, die er für diese nötig hat. Die zusammengesetzten Übungen sind für viele, sowohl für Lehrer als für Schüler, die anziehendsten, weil sie schwierig zu lernen sind und begehrenswerte Fertigkeiten geben, ferner weil sie in der Regel Übungen für einzelne sind und deshalb dem Wetteifer freien Spielraum lassen. Oft bestand das Turnen in zu hohem Grad allein aus diesen Übungen, was zur Folge hatte, daß nur tüchtige Schüler Nutzen davon hatten; es kann aber auch der Fall eintreten, daß der Unterricht sich zu sehr an die einfachen hält, besonders wenn viele Schüler auf einmal unterrichtet werden sollen. Beiderlei Übungen müssen aber von Anfang an in ein passendes Verhältnis zueinander gebracht werden.

Der Anlauf. Bei allem Springen soll der Körper gehoben werden; aber in den meisten Sprüngen ist außer dieser aufwärtsgehenden Bewegung auch noch eine vorwärtsgehende enthalten. Die aufwärtsgehende Bewegung wird beim Absprung hervorgebracht durch das Strecken der Beine. An der vorwärtsgehenden Bewegung hat der Absprung nur wenig Teil, einige kurze Sprünge ausgenommen. Sie ist vielmehr in dem vorangehenden Laufe enthalten; mit der Fahrt, die dieser Lauf dem Körper gegeben hat, wird er nach dem Aufsprung vorwärts geführt als Folge der Beharrung. Dieser Lauf heißt „Anlauf". Er setzt damit ein, daß der Schüler schnell herantritt und sich gut aufrichtet, sich auf die Zehen hebt, ein paar Schritte vorwärtsgeht und dann anfängt zu laufen. Dieser Lauf muß auf den Zehen ausgeführt werden, mit schönen, elastischen und regelrechten Schritten, und was besonders hervorgehoben werden muß, er muß an Geschwindigkeit zunehmen, besonders in den letzten 2—3 Schritten. Es soll in diesen Lauf Energie hineingelegt werden, und die Spannkraft des Körpers soll mit der Fahrt vergrößert werden, bis sie in dem Absprung zum Ausdruck kommt.

Bei einem Anlauf sind viele Dinge zu beachten, und es werden viele Fehler dabei gemacht. Er soll deshalb von Anfang an durchgesprochen werden.

Sind die Schüler in einer Reihe aufgestellt, längs der Anlaufbahn, so darf nur einer zurzeit zum Sprung vorkommen. Der nächste steht an seinem Platz am Ende der Reihe und geht erst in dem Augenblicke vor, wo der vorhergehende seinen Anlauf beginnt. Dagegen wird oft gesündigt, indem mehrere vorkommen und dort auf einem Haufen stehen, wo der Anlauf anfangen soll. Das kann den, der springen soll, stören und aufhalten; es bringt Unordnung in die Reihenfolge, so daß nicht jeder genau weiß, wann er springen soll; die Zaghaften werden zurückgedrängt und kommen nicht dazu zu springen, so oft wie sie sollen; selbst wenn diese Unordnung nur aus Eifer und Arbeitslust entsteht, wird doch Zeit damit vergeudet.

Anstatt frei und aufgerichtet zu stehen, beginnt auch wohl der Turner seinen Anlauf damit, daß er sich rückwärts gegen eine Wand drückt und den Rücken, die Hände und den einen Fuß gegen diese setzt, um sich vorwärts zu schieben. Das sieht unfrei und unschön aus und muß umgangen werden.

Der Anlauf selbst soll, wie gesagt, ein gewöhnlicher Lauf sein mit zunehmender Geschwindigkeit; man sollte nicht glauben, daß das Schwierigkeiten bietet; es ist aber das Eigenartige bei diesem Lauf, daß er erstens an einem ganz bestimmten Orte und zweitens obendrein in der Regel mit einem bestimmten Fuß und zum dritten in der größten Geschwindigkeit endigen soll. Es ist dieser Übergang vom Lauf zum Sprunge, der vielen sehr schwer fällt und sie in ihrem Anlauf stört, so daß sie Wechselschritte machen, hüpfen, ein paar ganz kurze Schritte zwischen den anderen machen, in einem Bogen laufen oder dgl., alles, damit sie mit dem Lauf auskommen. Dabei wird dieser aber unsicher, die Geschwindigkeit wird gehemmt, und die Kraft sammelt sich nicht gehörig zu dem Absprung.

Anlauf beim Sprung

Man muß streng darauf halten, daß der Anlauf auf den Zehen geschieht; es ist nicht selten, daß Turner auf den Fersen laufen, sogar in einem Grad, daß man unter ihnen die Fußsohlen sehen kann. Der Lauf wird dadurch schwer und mit der Elastizität verliert er zugleich die Geschwindigkeit.

Der Körper soll mit geradem Rücken vorwärts geneigt sein, je größer die Geschwindigkeit wird, desto mehr. Viele — namentlich unter den weiblichen Turnern — halten ihn zu senkrecht, und es ist ihnen dann unmöglich, in Fahrt zu kommen. Es ist ebenso schlimm, wenn man eben vor dem Absprung den Körper aufrichtet, einige werfen sich beinahe hinten hinüber; dadurch wird natürlich die Geschwindigkeit in hohem Grade aufgehalten.

Die Arme sollen, wie beim gewöhnlichen Lauf, etwas gebeugt, sein, und mit den Schultern zusammen zurückgezogen. Je schneller der Lauf wird, desto größer müssen natürlich die Schwungbewegungen der Arme sein; man muß sie aber nicht zu groß werden lassen, so daß sie z. B. die Schultern auf- und abziehen; auch diese muß man beherrschen. — Anstatt daß sie in parallelen Bahnen schwingen, werden die Arme oft schräg vor dem Körper hingeführt, ziehen dadurch die Schultern vorwärts und tragen dazu bei, daß der Rücken gerundet wird. — Bisweilen machen die beiden Arme nicht dieselben Bewegungen; während der eine gebeugt ist, kann der andere gestreckt sein und in großen Schwüngen zur Seite schlagen. — Auch werden sie zuweilen nicht nahe am Körper vorbeigeführt, sondern seitwärts gehalten und rund gebogen wie O-Beine.

Es ist in Wirklichkeit selten, daß man einen richtigen und schönen Anlauf sieht, der die richtig gesteigerte Geschwindigkeit zeigt. Es liegt sicherlich nicht nur daran, daß er an und für sich schwierig ist, als vielmehr daran, daß sowohl Lehrer als Schüler in der Regel über dem Sprung den Anlauf vergessen. Im Springen wird unterrichtet, der Sprung hat seine Vorübungen, und er wird in seinen Einzelheiten durchgenommen; der Anlauf aber wird nicht, wie er es verdient, als eine Übung für sich behandelt, die in allen ihren Teilen ihr besonderes und gründliches Einarbeiten erfahren muß.

Die erste Übung eines Anlaufs besteht darin, daß er mit einer bestimmten Anzahl Schritten gemacht wird, einem, zweien oder dreien, die abwechselnd mit dem linken und dem rechten Fuß beginnen. Dabei lernt man, in wenigen Schritten Geschwindigkeit zu bekommen, die Geschwindigkeit gegen den Schwung hin steigen zu lassen und mit beiden Füßen gleich gut abzustoßen. Der Anlauf mit 2—3 Schritten muß anfangs ganz langsam eingeübt werden, so daß die Schüler zuerst die Schritte gehen. Solche kurze Anläufe müssen besonders bei kleineren Hoch= und Weitsprüngen gebraucht werden, ab und zu aber auch bei Sprüngen, die einen sogenannten Vorsprung erfordern; denn dabei lernt man auf jedem beliebigem Fuß abzuspringen. Das muß man nämlich können; sonst wird man leicht zu den oben genannten Unregelmäßigkeiten im Anlauf verleitet in dem Bestreben, ihn richtig abzupassen. — Von abgepaßten Anläufen mit einer bestimmten Anzahl Schritte kann man auch mit Vorteil Anlauf mit 2×2 und 2×3 Schritten gebrauchen. Zwischen den ersten beiden Teilen des Anlaufs muß mit Kreide ein Zeichen gemacht, eine Schnur gezogen werden oder dgl. Der Lehrer muß besonderes Gewicht darauf legen, daß die Geschwindigkeit so viel wie möglich steigt beim letzten Teil der Schritte.

Bei diesen Anläufen mit bestimmten Schritten hat der Lehrer sozusagen den Anlauf für die Schüler abgepaßt. Diese sollen aber natürlich lernen, das selbst zu tun, um so mehr, als gerade hierin die größte Schwierigkeit des Anlaufes liegt. Anlauf mit einer unbestimmten Anzahl von Schritten — lange Anläufe — werden erst langsam geübt, damit der Schüler sich daran gewöhnen kann, sie abzupassen, und damit der Übergang vom Laufen zum Sprunge richtig geschehen kann. Besonders muß der Anlauf jedesmal so geübt werden, wenn der Schüler vor einem neuen und schwierigen Sprung steht; sonst wird er leicht von neuem unsicher und nervös in seinem Anlauf und paßt ihn nicht genug ab. — Bei einem solchen Anlauf, der mit Absicht langsamer gemacht wird, als er sein sollte, wird der Schüler oft entdecken, daß der Sprung unerwartet gut wird, weil der Übergang zwischen dem Lauf und Sprung glückte. Dies zeigt, wie wichtig dieser Punkt ist.

Es muß zum Schluß endlich hervorgehoben werden, daß die genannten Formen des Anlaufs nur Einleitungen sind, die darauf hinzielen, alles zu entfernen, was hemmt und hindert, und das besonders zu üben, worauf es vor allem ankommt: die Geschwindigkeit im Anlaufe.

Vorsprung. Bei Hoch- und Weitsprüngen geht der Anlauf direkt in den Sprung über, indem dieser wie ein verstärkter Laufschritt zu betrachten ist, also mit Aufsprung von einem Fuße. Die meisten gebundenen Sprünge erfordern dagegen Aufsprung mit beiden Füßen, was durch den sogenannten Vorsprung erreicht wird. Ein Vorsprung ist ein kleiner Weitsprung, womit der Anlauf schließt, damit der Aufsprung mit der gesamten Kraft beider Füße geschehen kann. Da es die einzige Aufgabe des Vorsprunges ist, die Füße zu schließen, gilt es, dabei keine Kraft zu verlieren und die Geschwindigkeit des Anlaufs nicht zu hemmen. Aus beiden Gründen muß der Vorsprung so klein, so kurz und so flach wie möglich gemacht werden. Die starke Vorwärtsneigung des Körpers, die der Schluß des Anlaufes mit sich führt, muß beibehalten werden. Wenn der Körper aufgerichtet oder auch rückwärts geworfen wird, wird der Vorsprung hoch und die Geschwindigkeit in hohem Grade gehemmt. Dieser Fehler wird von Anfängern, besonders wie gesagt von weiblichen Schülern, oft gemacht.

Abdruck. Bei allen Sprüngen, ob sie mit oder ohne Vorsprung geschehen, muß das Abschnellen vom Boden, der „Abdruck", auf dem Fußballen gemacht werden, nicht auf dem ganzen Fuß. Es beruht sicher auf Einbildung, wenn einige meinen, daß ein Abdruck mit dem ganzen Fuß kräftiger ist; vielleicht ist es das harte Stampfen gegen den Boden, das sie täuscht. Setzt man nur die Fußballen an, drückt das Körpergewicht die Ferse gegen den Boden, vielleicht zu einer leichten Berührung mit diesem, so werden die Wadenmuskeln gleichsam wie eine Spirale ausgespannt, um sich so viel kräftiger wieder zusammenzuziehen und den Körper emporzuwerfen. Es verhält sich hiermit in ähnlicher Weise wie mit dem Hüpfen am Ort; hält man da inne zwischen dem Kniebeugen und dem Kniestrecken, so wird der Sprung weniger hoch als wenn das Kniestrecken unmittelbar auf das Kniebeugen folgt.

Niederſprung. Hierbei ſoll der Fall des Körpers ebenmäßig gehemmt werden, indem Hüft=, Knie= und Fuß=gelenk in dem Augenblick elaſtiſch nachgeben, wo die Fußballen den Boden berühren. Der Körper ſoll ſenkrecht gehalten werden, die Arme geſtreckt, die Hände hinter den Beinen, der Kopf gut gehoben. Die Knie ſollen im Kniegelenk zum rechten Winkel gebogen und gut nach außen geführt werden. Die Füße ſollen wenigſtens im Fußwinkel der Grundſtellung ſtehen.

Der Niederſprung iſt ein ſehr wichtiger und ſchwieriger Teil des Sprunges; glückt er, ſo iſt das ein Zeichen, daß der ganze Sprung richtig und beherrſcht ausgeführt worden iſt. Wer einen richtigen Niederſprung ausführen kann, iſt viel weniger einem Zuſchadenkommen ausgeſetzt als einer, der darin unſicher iſt; denn beim Niederſpringen geſchehen ſo gut wie alle Unglücksfälle im Springen. Der Niederſprung muß deshalb ſorgfältig eingeübt werden, und der Lehrer muß die weſentlichſten Fehler kennen, weil er den Schülern beibringen muß, dieſe zu umgehen. Sie ſollen hier von unten an genannt werden. Die Füße werden nicht genug nach außen gedreht; dadurch wird die Unterſtützungsfläche vermindert, und man verliert leichter das Gleichgewicht. Der Fuß kippt auch leichter auf den äußeren Fußrand über, beſonders wenn die Knie nach außen gezwungen werden, und das Fußgelenk wird einer Verſtauchung oder einer Verrenkung ausgeſetzt. Einzelne drehen die Füße zu ſehr nach außen, während die Knie nach innen gehen; das tun beſonders die weiblichen Turner, die „franzöſiſch" gehen und x=beinig ſind. Die Fußgelenke werden recht oft zu ſteif gehalten von den ſtarken Wadenmuskeln; der Niederſprung hört ſich dann zu ſchwer an; außerdem führt er leicht Empfindlichkeit unter den Fußballen mit ſich. — Die Knie werden nicht ſchnell genug gebeugt, ſo daß der Niederſprung einen Stoß durch den ganzen Körper gibt; ſie werden auch nicht tief genug gebeugt, wodurch es ſchwieriger wird, das Gleichgewicht zu halten, und ſie werden nicht genug nach außen geführt, was mit ſich bringt, daß der Körper nicht ſenkrecht gehalten, ſondern vornüber geführt wird.

Die Hüftgelenke werden nicht ſchnell und nicht ſtark genug gebeugt; das Becken geht dadurch zu weit vorwärts und der Oberkörper iſt in Gefahr, hintenüber zu knicken, was der Lende ſchaden

Niedersprung

kann, besonders bei weiblichen Turnern. Da man bei den meisten Sprüngen in Fahrt vorwärts ist, muß sich der Körper im Augenblick des Niedersprunges schräg rückwärts senken, damit man nicht vornüber fällt. Diese rückwärtsgesenkte Stellung am Anfang des Niedersprunges macht es notwendig, daß das Becken durch ein schnelles Beugen in den Hüftgelenken gleich rückwärts geführt wird, um den Oberkörper daran zu hindern, hintenüber zu schlagen. — Solche, die schwache Kniee haben, lassen oft den Körper zu weit vornüber gehen, durch Beugung in den Hüftgelenken; dadurch wird der Fall des Körpers gedämpft, ohne daß die Kniee so viel von der Arbeit zu tragen brauchen. — Das Kniestrecken soll ebenso schnell geschehen wie das Kniebeugen, so daß die Beine wie eine Feder wirken, die zusammengedrückt wird, sich aber schnell wieder ausspannt. Es geschieht oft zu langsam. Das darauffolgende Fersensenken soll ganz am Schluß ausgeführt werden und der Körper einen Augenblick in der Grundstellung ganz stillgehalten werden, so daß man sehen kann, daß das Gleichgewicht vollständig innegehalten wird. Dieses fehlt recht oft, und man stellt dann den Fuß vorwärts zu einem Schritt, bevor der Niedersprung beendigt ist.

Das schwierigste an einem Niedersprung ist, daß das Beugen der Gelenke des Beines genau in dem Augenblick geschieht, wo die Fußballen den Boden berühren. Kommt es einen Bruchteil von einer Sekunde zu spät, so hat man einen stärkeren oder schwächeren Stoß durch den Körper bekommen, und man hört einen schweren Schlag gegen den Boden. Ein Turner soll nicht eher mit seinem Niedersprung zufrieden sein, bevor er, selbst nach einem hohen Sprung, nichts mehr in den Fußballen verspürt und kaum seinen eigenen Niedersprung hört.

Es ist vor allem die Schwierigkeit, das Gleichgewicht zu erhalten, was den Niedersprung des Anfängers steif macht. Denn wenn er merkt, daß er nicht sicher das Gleichgewicht halten kann, dann spannt er seine Muskeln, namentlich die Beine, und hält ihre Gelenke so steif, daß sie nicht schnell genug nachgeben können. Der Niedersprung muß deshalb anfangs geübt werden mit Unterstützung der Hand gegen eine Wand, eine Sprosse, einen niedrigen Querbalken oder dgl. Es bedarf nur einer geringen Unterstützung, damit man sich im Gleichgewicht sicher fühlt und deshalb seine ganze Aufmerksamkeit darauf richten kann, daß alle Gelenke der Beine leicht und schnell nachgeben.

Der Niedersprung soll besonders bei kleinen Sprüngen eingeübt werden, wobei man niemals eine Matte gebrauchen darf. Um ihn in seinen Einzelheiten zu berichtigen, muß man ihn nach Zählen machen lassen. Der Schüler bleibt dann in der Kniebeuge stehen, bis man sieht, daß er sicheres Gleichgewicht hat, und daß die Haltung des Körpers und die Stellung der Kniee richtig ist. Darauf werden die Kniee gestreckt, und der Turner bleibt einen Augenblick auf den Zehen stehen, damit diese Stellung richtig und beherrscht eingenommen werden kann; zuletzt erfolgt das Fersensenken; nach diesem muß der Schüler in genauer Grundstellung stehen. — Weiterhin kann man das Kniestrecken schnell auf das Kniebeugen folgen lassen ohne Zählen, läßt aber dabei die Fersen gehoben sein. — Endlich geschieht der ganze Niedersprung ohne Zählen, so daß der Lehrer erst den Takt angibt, und dann so, daß die Schüler ihn laut zählen: eins — zwei — drei; „eins", wenn die Fußballen den Boden erreichen, „zwei" für das Kniestrecken und „drei" für das Fersensenken. — Um die Schüler daran zu gewöhnen, daß sie die Kniee tief und leicht genug beugen, kann man mit Vorteil ab und zu tiefes Kniebeugen üben, und damit man ihnen beibringt, den Niedersprung vollendet auszuführen, kann man sie in der Grundstellung stehen lassen, bis der Sprung für den nächsten befohlen wird.

Der Niedersprung ist nicht nur ein Mittel, um einen Sprung gut abzuschließen, er ist zugleich eine sehr kräftige Beinübung, die die Muskeln der Beine stärkt und entwickelt, mehr noch als z. B. ein gewöhnliches Kniebeugen, mit dem er ja sonst Ähnlichkeit hat. Denn wenn der Körper nach einem Fall aufgehalten werden soll, ist dazu viel mehr Kraft erforderlich, als wenn er aus dem Stand durch ein Kniebeugen gesenkt wird. — Wer einen Niedersprung leicht und mit senkrecht gehaltenem Körper ausführen kann, hat kräftige Beine.

Sprung am Ort. Dieser ist der erste Sprung, der geübt wird: er ist, sozusagen, ein „Schulsprung". Bei ihm werden nämlich die für alle Sprünge gemeinsamen Haupt-

Sprung am Ort. Weitsprung

sachen in ihren Grundzügen eingeübt: 1. ein kräftiger Aufsprung, 2. die Streckung des Körpers, die auf der Höhe fast aller Sprünge geschehen soll, und 3. der Niedersprung. Der Sprung am Ort muß mit einem schnellen Fersenheben und Kniebeugen anfangen. Beim Kniebeugen muß der Körper senkrecht gehalten werden; oft wird er vorwärts gesenkt, dabei kommt er aber leicht dazu, während des Sprunges vor- und rückwärts zu schwingen, und das Gleichgewicht zu halten wird schwieriger. Im Aufsprung sollen Fuß-, Knie- und Hüftgelenk kräftig gestreckt werden, und der Körper wird in eine etwas übertriebene Grundstellung gebracht dadurch, daß der Kopf und die Beine gut rückwärts geführt werden und die Brust vorgeschoben wird. Sprung am Ort kann man mit Unterstützung an der Sprossenwand, am Querbalken oder am Reck einüben. Er wird auch mit Armschwingen seitwärts oder aufwärts ausgeführt (Bild 56).

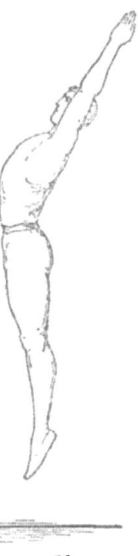

56.

Weitsprung. Der Weitsprung hat turnerisch gesehen den Vorzug, daß er einen langen Anlauf mit starker Geschwindigkeit erfordert, um genügendes Vorwärtstreiben zu erreichen. Er ist als Sportleistung besonders dazu bestimmt, im Freien geübt zu werden. Trotzdem hat er auch seinen Platz im Hallenturnen; vornehmlich soll man dabei Gewicht auf eine schöne Form des Sprunges legen. Bei den kurzen einleitenden Weitsprüngen sollen die Hüftgelenke, die im Aufsprung gebeugt sind, beim Sprunge gestreckt werden. Bei den langen Weitsprüngen muß die Hüftbeugung beibehalten werden.[1]

---

[1] Anmerkung des Herausgebers. Für die sportmäßige Ausführung der Sprünge gibt es jetzt bei uns eine eigene reiche Literatur, aus der ich hier nur auf die schulmäßigen Bearbeitungen von Ernst Strohmeyer („Turnen und Spiel in der preußischen Volksschule" und „Die volkstümlichen Übungen im Turnen der Frauen und Mädchen") und Karl Loges („Volkstümliche Übungen. Leichtathletik") im Verlage von B. G. Teubner verweisen kann. M.

Hochsprung. Dieser Sprung ist wie der Lauf eine alte klassische Übung. Trotz seiner scheinbaren Einfachheit ist er einer der Sprünge, bei denen es am schwierigsten ist, Tüchtigkeit zu erlangen. Es kommt nicht so viel darauf an, daß man Kräfte genug hat, als vielmehr darauf, daß man die Kräfte gebrauchen und beherrschen kann. Er erfordert zu gleicher Zeit eine große Kraftentfaltung einzelner und ein feines Zusammenspiel aller Muskeln. Er ist im ausgeprägten Grade eine Gewandheitsübung.

Er ist einer der am meisten erziehlich wirkenden Sprünge, die es gibt; er erfordert nur äußerst wenige und einfache Geräte; er wird schnell ausgeführt und kann viele beschäftigen; er kann im Turnen vom ersten Tage an bis zum letzten gebraucht werden; er befriedigt im gleichen Grade den Anfänger und den, der im Turnen am weitesten gekommen ist. Nur der, der körperlich durchgebildet ist, kann einen Hochsprung ausführen, der vom Anfang bis zum Schluß kräftig, elastisch und vollständig beherrscht ist.

Die erste Einleitung zu einem Hochsprung ist ein Sprung vorwärts mit einem, zwei oder drei Schritten Anlauf als gemeinsame Übung ohne Gerät. Darnach werden kleine Hochsprünge geübt über die Schnur, einen niedrigen Querbalken, eine Bank oder dgl., gleichzeitig und taktmäßig von so vielen Schülern wie möglich.

Bei einer so kräftig wirkenden Übung wie dem Hochsprung ist es notwendig und wichtig, daß beide Füße gleich viel geübt werden. Da die meisten sich, ehe sie zum schulgerechten Turnen kommen, daran gewöhnt haben, mit einem bestimmten Fuß den Absprung auszuführen, bringt man ihnen am schnellsten den Absprung mit dem andern dadurch bei, daß sie eine Zeitlang ausschließlich diesen dazu gebrauchen müssen.

Es ist ein recht häufiger Fehler, daß man den Aufsprung zu weit von der Schnur nimmt, so daß der Sprung ein Stück vor dieser am höchsten ist, und man reißt dann im Niederspringen die Schnur mit, auch wenn man hoch genug gekommen war.

Die Knie sollen schnell und hoch hinauf gegen die Brust gezogen werden. Das wird vielen schwer. Als gute Vorübungen hierzu können genannt werden: Wechselseitiges Knieheben, Sprung am Ort mit Heben der geschlossenen Knie und Kniehebegang und -lauf. Der Fuß, der das Abspringen besorgt, ist es gewöhnlich,

Hochsprung 161

der das Abreißen der Schnur verursacht, weil vergessen wird, ihn ebenso hoch zu ziehen als den andern. Einige bekommen die Kniee hoch gegen die Brust dadurch, daß sie den Körper vorwärts beugen; dadurch hindern sie sich selbst, sie so hoch zu bekommen, als sie es sonst könnten. Im Aufsprung soll der Körper mit einem Ruck von der beim Anlauf innegehabten Vorneigung emporgerichtet werden; man soll so zu sagen „mit dem Rücken springen".

Gleichzeitig mit dem Abdruck der Füße sollen auch die Arme einen kräftigen Ruck vorwärts=aufwärts machen, was dazu beiträgt, den Körper zu heben. Dagegen ist es ein Fehler, wenn die Arme große Bewegungen seitwärts machen, was eine Folge davon ist, daß der Körper in der Luft nicht Gleichgewicht genug hat.

Wenn man über die Schnur hinweggekommen ist, soll der Körper, der in fast allen Gelenken gebeugt ist, schnell ganz gestreckt werden. Dieses Strecken soll fertig sein, bevor die Füße im Niedersprunge den Boden berühren, und es darf keine Steifheit in den Gelenken der Beine hinterlassen, so daß sie nicht bereit sind, im rechten Augenblick nachzugeben. Einige erreichen den Boden, während sie noch dabei sind, die Beine zu strecken; dadurch stampfen sie die Füße gegen den Boden, was den Niedersprung besonders schwer macht.

Beim Aufsprung wirken zuerst die Wadenmuskeln, die Knie= und Hüftgelenksstrecker des hinteren, dann besonders die des vorderen Beines und außerdem die Rückenstrecker. Darnach wird das kräftige Strecken von einem vollständigen Zusammenbeugen des ganzen Körpers abgelöst, indem die Kniee gebeugt und so weit hinauf gegen die Brust wie möglich gezogen werden von den Hüftgelenkbeugern; dieses erfordert wie gewöhnlich, daß die Beckensenkung vermindert wird durch die Bauchmuskeln; damit diese im Becken kräftig aufwärts ziehen können, muß der Brustkasten für ihren Zug abwärts befestigt werden dadurch, daß die Rückenstrecker den Körper rückwärts halten („mit dem Rücken springen"). Im nächsten Augenblick soll der zusammengebeugte Körper wieder ganz ausgestreckt werden durch ein schnelles Strecken vom Kopf bis zum Fuß. Und endlich sollen die Beine unmittelbar darauf bereit sein, in allen ihren Gelenken nachzugeben im Niedersprung und sich wieder ebenso schnell zu strecken mit so gut abgemessener Kraft, daß der Körper gleich in der Grundstellung steht.

Sprung in den Stütz aus dem Stand. Dieser ist auch die Einleitung zu den sogenannten „gebundenen Sprüngen" und ist wie der Sprung am Ort ein Schulsprung. Man lernt den Körper auf den Armen gestützt zu tragen, was man ja bei den gebundenen Sprüngen können muß, und dieser Sprung gibt Gelegenheit, Vorsprünge einzuüben. Man muß ihn üben, sobald die Schüler Kräfte genug haben, sich auf den Armen in einer einigermaßen richtigen Stellung zu halten, ohne Brusteinklemmung. Der Körper soll in einer etwas überstreckten Grundstellung gehalten werden. Die Rückenstrecker sollen sich so viel zusammenziehen, daß der Rücken einen schwachen Bogen bildet. Die Schultern sollen gut zurückgehalten werden und der Körper soll so hoch gehoben werden, daß sie ihre richtige gesenkte Haltung bekommen. — Beim Niedersprunge sollen die Beine ungefähr bis zur senkrechten Stellung gesenkt werden, um darauf durch einen kräftigen Schwung den Körper so hoch vom Querbalken wie möglich zu heben, am liebsten zur wagerechten Haltung.

Beim Sprunge zum Stütz und beim Verharren in dieser Stellung werden die Ellenbogen gestreckt gehalten von dem dreiköpfigen Streckmuskel des Armes und dem kleinen (Ellenbogenhöcker-) Streckmuskel. Der Oberarm, den die Schwere im Schultergelenk nach außen zwingen will, wird gegen den Körper gehalten von dem großen Brustmuskel und dem breiten Rückenmuskel, die zugleich die wichtigsten Muskeln sind, die den Körper zwischen den Schultern hinaufgehoben halten. Ferner wird der Arm nach innen gehalten von dem hinteren Teil des Deltamuskels, dem großen und dem kleinen rundlichen Muskel, dem Einwärtsdreher des Oberarms und dem langen Kopf des dreiköpfigen Armstreckers; damit diese Muskeln vom Arm bis zum Schulterblatte wirken können, muß das Schulterblatt befestigt werden von dem Kappen- und dem Rautenmuskel. Der unterste Teil des Kappenmuskels und der kleine Brustmuskel helfen viel mit, den Körper bis an die Schulterblätter gehoben zu halten.[1]

[1] Anmerkung des Herausgebers. Von den mannigfaltigen Sprungformen, die auch das nordische Turnen

57.

XIII. Atmungsübungen.

Die wichtigsten Atmungsübungen sind folgende:
Kopfbeugen rückwärts (mit Armdrehen nach außen).
Tiefes Atmen mit den Händen in Hüfthaltung.
Aus dem Armbeugen langsames Armstrecken seitwärts mit der Handfläche nach oben.
Armführen seitwärts (mit Fersenhebung).
Armführen aufwärts aus der Seithalte (mit Fersenhebung.)
Armführen seitwärts und aufwärts (in 2 Taktzeiten).
Armführen vorwärts = aufwärts = seitwärts = abwärts (mit Fersenhebung, mit Rumpfdrehen, mit Rumpfdrehen und Fußstellen schräg vorwärts).

Als Atmungsübung genommen muß Kopfbeugen rückwärts selbstverständlich im Takte des Atmens geschehen. Es muß dann stets so befohlen werden: Kopfbeugen rückwärts — eins! — zwei! Es kann dadurch verstärkt werden, daß man ein Armdrehen auswärts hinzufügt. Die Arme werden ein wenig rückwärts geführt, aber möglichst nahe an den Seiten, und man dreht sie so kräftig nach außen wie möglich. Die Schulterblätter werden dann besonders kräftig zusammengezogen und die Brust vorwärts geschoben.

Tiefes Atmen aus der Stellung mit Hüftfassung wird ausgeführt wie der Anfang eines Rumpfbeugens rückwärts. Die Beugung darf nur ganz klein sein; denn sobald der Oberkörper viel rückwärts gesenkt wird, bekommen die Bauchmuskeln zu viele Arbeit damit, ihn zu tragen, und müssen dann in den Rippen so stark abwärts ziehen, daß ein tiefer Atemzug dadurch gehindert wird.

Langsames Armstrecken seitwärts aus der Armbeuge mit den Handflächen nach oben ist auch eine recht gute Atmungsübung, wenn die Arme vollständig gestreckt, gut rückwärts geführt und kräftig nach oben gedreht werden.

kennt, sind hier im Einverständnis mit dem Verfasser nur die grundlegenden Schulformen als Haltungsübungen aufgenommen. M.

Armführen seitwärts (mit Fersenhebung) ist eine gute und viel gebrauchte Atmungsübung. Die Arme sollen aus der Grundstellung heraus den ganzen Weg gut rückwärts geführt werden, ohne daß der Kopf rückwärts fällt oder die Schultern gehoben werden. Sie müssen ganz in die Schulterhöhe gehoben, lieber über als unter diese, und dort besonders kräftig rückwärts geführt werden, während der letzte und schwierigste Teil des Einatmens vor sich geht. Durch das starke Rückwärtsführen der Arme muß sich die Brust als Gegengewicht vorschieben, da auch der Kopf rückwärts geführt wird. Die Brustwirbelsäule wird dadurch noch mehr gestreckt als in der Grundstellung, und die Rippen werden gehoben. Eine Fersensenkung hilft mit, die Rückenstrecker dadurch in Arbeit zu setzen, daß sie den Oberkörper ein wenig rückwärts beugen.

Armführen vorwärts-aufwärts-seitwärts-abwärts gibt mehr Hilfeleistung zu einem tiefen Atemzug als irgendeine andere Übung, indem es so viel wie möglich die Befestigung der Muskeln, die von den Armen und der Schulterpartie nach dem Brustkasten gehen, von ihrem Ursprung entfernt, namentlich den großen und den kleinen Brustmuskel und den breiten Rückenmuskel. Je mehr die Arme in der Aufwärtsbewegung rückwärts geführt werden, desto mehr werden diese Muskeln den Brustkasten heben. Damit die Arme nicht den Körper rückwärts ziehen und die Lende schweifen, soll der ganze Körper ein wenig vorwärts geneigt werden; denn dann ist es die Brustwirbelsäule, die rückwärts gebeugt (d. h. aufgerichtet) wird. Der Kopf soll so weit rückwärts mitfolgen, daß er stets zwischen den Armen sitzt und nur ein wenig vom Gesicht vor diesen zu sehen ist. Die Bewegungsbahn der Arme bildet einen rechten Winkel da, wo das Armführen aufwärts aufhört und das Armführen seitwärts beginnt. Es ist ein sehr gewöhnlicher Fehler, daß diese Bewegungsecke abgerundet wird dadurch, daß die Arme anfangen seitwärts zu gehen, bevor sie ganz aufwärts geführt sind. Dadurch wird der Teil der Übung gestrichen, der fürs Atmen am wirksamsten ist. Die Arme kommen leichter ganz hinauf, wenn die Übung nach Zählen ausgeführt wird, so daß das Armführen seitwärts nicht anfängt, bevor „zwei!" gesagt ist. Der Lehrer muß sich in seinem Zählen genau nach dem

Atmungsübungen

Atemrhythmus richten. — Wenn die Arme seitwärts=abwärts geführt werden, sollen die Hände sich in Schulterhöhe drehen, ohne daß die Bewegung abwärts aufhört.

Diese Atmungsübung paßt nur, wenn der Atem verhältnis= mäßig ruhig ist, so daß er tief und langsam gehen kann, also be= sonders am Schluß der Übungsstunde. Diejenigen Atmungs= übungen, die nach anstrengenden Übungen angewandt werden, müssen sich in ihrer Ausführung etwas nach dem augenblicklichen Zustand des Atemzuges richten können, müssen also schneller aus= geführt werden, wenn die Atmung erregt ist, als wenn sie ruhig ist. Solche Übungen sind Kopfbeugen rückwärts, tiefes Atmen bei Hüfthalte, Armführen seitwärts und ähnliche.

Die Atmungsübungen haben in zweierlei Hinsicht Bedeutung. Teils schaffen sie durch die Muskelbewegung die gebildete Kohlensäure aus dem Blut heraus und führen diesem schneller Sauerstoff zu, als es bei gewöhnlichen Atemzügen geschehen würde, indem die tiefen Atem= züge die Oberfläche der Lungen größer machen und dadurch die Be= dingungen für einen schnellen Luftwechsel günstiger gestalten; und teils üben sie den Atmungsmechanismus dadurch, daß sie die Wände des Brustkastens beweglicher machen, daß sie die Muskeln stärken, die die Atmungsbewegungen ausführen, und sie daran gewöhnen, in der richtigen Weise zu arbeiten. Ein Mensch kann sich derart darin üben, tiefe Atemzüge zu machen, daß ihm diese zur Gewohnheit werden. Es ist sehr wertvoll, sich diese Gewohnheit zu erwerben, sowohl um der Gesundheit der Lungen willen als auch der Ausdauer wegen. Diese Gewohnheit anzuüben, können die Atmungsübungen des Turnens im hohen Grade beitragen, indem sie einem beibringen, tief und langsam zu atmen, wo man sonst kurz und schnell atmen würde. Sie müssen des= halb viel gebraucht werden. — Sie sind außerdem ausgezeichnete Hal= tungsübungen, indem die Brustwirbelsäule bei ihnen immer gut ge= streckt wird.

Anhang.

Alphabetisches Verzeichnis der in diesem Buche angeführten Muskeln und Muskelgruppen.

Dieses Verzeichnis will dem Lernenden dienen, ihm helfen, eine noch unsichere oder verblaßte Vorstellung ohne viele Umstände ins Gedächtnis zurückzurufen und sich mittels der wissenschaftlichen Muskelnamen schnell in einem anatomischen Atlas zurechtzufinden. Von der Angabe der Muskelwirkungen ist — mit Ausnahme der Muskelgruppen — abgesehen, weil das Buch darüber genugsam handelt und das eigene immer wiederholte Vorstellen und Nachdenken des Lernenden hier das Beste leisten muß. Der Zwang zur möglichsten Kürze muß auftretende Mängel entschuldigen.   Möller.

Abkürzungen.

M (M) = Muskel (musculus); Mn (Mm) = Muskeln (musculi).
U = Ursprung; A = Ansatz; L = Lage; W = Wirkung; u. = und; m. = mit. * mit nachfolgender Ziffer bedeutet eine Verweisung auf einzelne Muskeln nach den Ordnungszahlen dieses Verzeichnisses.

1. **Abzieher des Oberschenkels** = Abductores. L: Außenseite des Darmbeines. * 43, 63; außerdem 12, oberer Teil von 26, 78, 81; auch 23.
2. **Anzieher des Oberschenkels** = Adductores. L: Dom Scham- u. Sitzbein an das Femur. * 5, 37, 39, 24, 49, 53 u. 76 (dieser, wenn das Knie gestreckt ist); zudem 29, 30 u. 96.
3. **Armbeuger:** * 36, 95; außerdem 65 u. 18c; auch 32a nach schon begonnener Beugung u. sehr gering 31b u. c u. 20a.
4. **Armstrecker:** L: Hinterseite des Oberarms (Humerus). * 15 u. 19.
5. **Äußerer Hüftloch-(Verstopfungs-)M** = Obturator externus. U: Äußere u. untere Knochenumrahmung des Hüftlochs. A: Sehnig unten u. hinten um den Schenkelhals herum nach der Rollhügelgrube.
6. **Äußerer schräger Bauch-M** = Obliquus externus. U: Außenfläche der 5.—12. Rippe. A: Äußere Lefze des Darmbeinkamms; m. seiner Sehnenhaut über den geraden Bauch-M (22) hinweg u. vorn die weiße Linie (94), unten m. seinem Rand das Leistenband (Ligamentum inguinale Pouparti) bildend.
7. **Außendreher des Armes:** * 66, 85 u. 44, 14 m. seiner hintern Portion.

Anhang: 8—12

8. **Außendreher(roller) des Oberschenkels:** * 12, 37 u. 99, 5, 88; außerdem 26, 62 (gering), 63 (m. dem hintern Teil), 39, 49, 53 u. 24 (m. seinem oberen Teil).
9. **Außendreher der Speiche** = Supinatores a) der (kurze) Auswärtsdreher = Supinator. U: äußerer Oberarmknorren u. Elle (Ulna). A: Von hinten um die Gelenkkapsel herumgewickelt an die Vorderseite der Speiche (Radius); b) der Oberarmspeichen-M = Brachioradialis (früher langer Auswärtsdreher = S. longus genannt) * 65. W: Dreht aus der völligen Pronation ein wenig auswärts, aus der völligen Supination ausgiebig einwärts (Mollier)[1]. c) Der Zweiköpfer des Armes = Biceps (95) ist kräftiger Supinator, weil seine am Speichenhöcker haftende Sehne bei der Einwärtsdrehung um die Speiche gewickelt wird u. „wie ein echter Rollenbetrieb den Knochen in die Supination zurückdrehen kann" (Braus).
10. **Bauch-Mn** = Mm abdominis. In der Tiefe 68, darüber zu beiden Seiten 38, in der Mitte 22 u. wiederum an beiden Seiten 6. „Wie die Züge eines starken Geflechts, z. B. eines Rohrstuhls, kreuzen sich die Faserrichtungen, indem sie quer, senkrecht, von unten außen nach oben innen u. von oben außen nach unten innen verlaufen" (F. A. Schmidt).
11. **Beckenhalter** nennt der Verfasser dieses Buches die an der Rückseite des Oberschenkels verlaufenden Kniebeuger. * 96, 29 u. 30.
12. **Birnförmiger M** = Piriformis. U: Vorderfläche des Kreuzbeines. A: hinter der Gelenkkapsel quer vorbei an den großen Trochanter.

---

1) Über diesen M, abgesehen von seiner Rolle als Beuger, sind sich die Gelehrten auch heute noch nicht einig. Mit Mollier stimmen überein Gegenbaur (mit Betonung des Supinierens), Strasser, Braus, Bardeleben, auch wohl Spalteholz, und pointiert faßt Kopsch zusammen: „Er ist sein eigener Antagonist." R. Fick gibt die Supination durch ihn auf 20°, die Pronation auf 100° an, fügt indes hinzu: „In der Streckstellung zeigte er sich als ein ansehnlicher Supinator." Sobotta aber sagt: „Supiniert nicht," und Tandler, Frohse und Fränkel lehnen Supination und Pronation für ihn ganz ab. Diese Widersprüche erklären sich begreiflicher Weise daraus, daß hier ein besonderer Fall vorliegt. Verschiedene Mn wirken gemeinsam, der einzelne M ändert seine Lage mit der des Knochens und damit auch seine Wirkung, und der Zusammenhang kann nicht auf eine Formel gebracht werden. Daraus darf aber nicht wehleidig geschlossen werden, daß uns die Zerlegung der turnerischen Muskelarbeit unzugänglich sei. Die wissenschaftliche Literatur und dieses Buch dürften das belegen. M.

13. **Breitester Rücken=M** = Latissimus dorsi. U: Lendenrückenbinde, 5 untere Brust=, alle Lenden u. Kreuzwirbel, hinteres Drittel des Darmbeinkamms, die drei untersten Rippen, nicht ständig: Schulter= blattspitze. A: Leiste des kleinen Oberarmhöckers.
14. **Dreieckiger Schulter=(Delta=)M** = Deltoides. U: Äußeres Schlüsselbeinende, äußerer Rand der Schulterhöhe und Schulter= blattgräte (also an den Stellen, wo der Kappen=M ansetzt). A: Mitte der Außenfläche des Humerus.
15. **Dreiköpfiger Armstrecker** = Triceps brachii. U: Äußerer Kopf von der hinteren ä u ß e r e n, innerer Kopf von der hinteren i n n e r e n Fläche des Humerus; mittlerer u. zugleich langer (das caput longum) vom unteren Rande der Gelenkpfanne (59).
16. **Einwärtsdreher des Oberarmes:** * 14 (vord. Teil), 86, 27, 69 u. 13.
17. **Einwärtsdreher des Oberschenkels:** * 81, 43 u. 63 m. ihren vorderen Fasern, 24 m. dem Faserzug des inneren Randes; auch 76.
18. **Einwärtsdreher der Speiche** = Pronatoren. (* 9). Bei ihrer W gelangt die Hand turnsprachlich in den Riftgriff. „Das Resultat muß eine Überkreuzungsbewegung der Speiche über die Elle sein. Die Längenachse der Speiche beschreibt einen Kegelmantel." (Mollier). a) Der quadratische Einwärtsdreher * 90; b) der schon unter 9b erwähnte Oberarmspeichen M (65); c) D e r r u n d e E i n w ä r t s = d r e h e r = Pronator teres, vom inneren Armhöcker schräg herüber= laufend, sich an den äußeren Speichenrand heftend. d) 31 b.
19. **Ellenbogenhöcker=M** = Anconaeus. U: Äußerer Gelenkknorren. A: Äußerer Rand des Ellenbogens u. oberer Rand der Elle.
20. **Fingerbeuger.** Sie liegen a) einer oberflächlich (Flexor digitorum sublimis) u. b) der andere darunter (profundus) am Unterarm. U: a) vom inneren Gelenkknorren u. Kronenfortsatz; b) v. d. Elle.
21. **Fingerstrecker.** Dieser sog. gemeinsame (Extensor digitorum communis) entspringt vom äußeren Gelenkknorren u. teilt sich in 4 Sehnen. Daumen u. kl. Finger haben je einen eigenen Strecker.
22. **Gerader Bauch=M** = Rectus abdominis. U: Vordere Fläche des 5. (4.)—7. Rippenknorpels u. des Schwertfortsatzes. A: Oberer Rand des Schambeins u. vordere Fläche der Fuge (Symphysis).
23. **Gerader Kopf des Schenkelstreckers** = Rectus femoris. U: Unterer vorderer Darmbeinstachel u. oberer Pfannenrand. L: Dem mittleren Vastus (91) auflagernd. A: Schienbeinhöcker.
24. **Großer Anzieher** = Adductor magnus (nebst Add. minimus). U: Vorderer unterer Schambein= u. unterer Sitzbeinast (einschließ= lich Sitzbeinhöcker). A: Innere Lefze der rauhen Linie (Linea

aspera) bis zu deren unterem Drittel, von hier m. einem Sehnen=
bogen u. kräftiger Sehne am inneren Gelenkknorren.
25. **Großer Brust=M** = Pectoralis major. U: Brustbeinende des
Schlüsselbeins, Brustbeinfläche nebst Knorpel der 2.—7. Rippe und
Scheide des Rectus (22). A: Leiste des großen Oberarmhöckers.
26. **Großer Gesäß=M** = Glutaeus maximus. U: Hinteres äußeres Ende
der Darmbeinschaufel, äußerer Teil des Kreuzbeines, Rand des
Steißbeins u. Kreuzbein=Sitzknorrenband. A: Schenkelbinde und
nach ihm benannte Rauhigkeit hinten unter dem gr. Trochanter.
27. **Großer runder M** = Teres major. U: Untere hintere Fläche des
Schulterblattes. A: Mit Anlehnung seiner Sehne an die des breitesten
Rückenmuskels an die Leiste des kleinen Oberarmhöckers.
28. **Halbdorn=Mn** = Mm. semispinales. U: Querfortsätze des 6. bis
11. Brustwirbels. A: Dornfortsätze des letzten Halswirbels u. der
5 oberen Brustwirbel. (Davon unterschieden der Halsteil * 64).
29. **Halbhäutiger M** = Semimembranosus. U: Sitzknorren. A: Hintere
Seite des inneren Schienbein=Gelenkknorrens. * 45.
30. **Halbsehniger M** = Semitendinosus. U: Innenfläche des Sitz=
knorrens, seine kurze Sehne hier verwachsen m. dem Bicepskopf
(96). A: Innenfläche des Schienbeins.
31. **Handbeuger** = Flexores. Die Beugung nach der Handfläche (Volar=
flexion) geschieht a) durch den Ellenbeuger Flexor carpi ulnaris,
b) den Speichenbeuger = Fl. c. radialis, c) den langen Hohlhand=
M = Palmaris longus, schlanke Mn m. langen Sehnen, die vom
inneren Gelenkknorren des Oberarms entspringen und sich an die
Basis vom Mittelhandknochen (Handtellerseite) ansetzen.
32. **Handstrecker** = Extensores. Die Dorsalflexion (dem Handrücken
zu) erfolgt a) durch den langen u. kurzen Speichenstrecker = Extensor carpi radialis longus (brevis), b) den Ellenstrecker = Ext.
c. ulnaris, die vom äußeren Gelenkknorren des Oberarms entspringen
u. an der Handrückenseite ansetzen.
33. **Hinterer Schienbein=M** = Tibialis posterior. U: Hintere Fläche
des Schienbeines, des Zwischenknochenbandes u. des Wadenbeines.
A: Kahnbein, 2. u. 3. Keilbein. W: Fußstreckung (Plantarflexion).
34. **Hüftbeuger.** * 23 (der kräftigste) u. 62, vordere Fasern des 63
u. 43; 78, 81; auch können sich beteiligen 5, 39, 49 u. 53, oberer Teil
von 24 (bis 50° Vorhebung).
35. **Hüftstrecker.** * 26, hintere Fasern des 63 u. 43, außerdem helfend
die Außenroller; in der Grundstellung der untere Teil von 24; in
allen Stellungen des Femur 29, 30 u. 96. Ist der gebeugte Ober=

Schenkel zugleich abgezogen, z. B. bei der Kniebeuge, so helfen die Adduktoren bei der Hüftstreckung.
36. **Innerer Arm=M** = Brachialis internus. L: Unmittelbar auf dem Humerus; U. unterhalb des Deltaansatzes, von der äußeren wie inneren Fläche des Knochens. A: Die Beugeseite der Ellenbogenkapsel bedeckend, an der Rauhigkeit unterhalb des Kronenfortsatzes der Elle.
37. **Innerer Hüftloch=(Verstopfungs=)M** = Obturator internus. U: Innerer Umfang des Hüftloches. Seine Sehne „schlägt sich am untern Sitzbeineinschnitt wie um eine Rolle herum u. verläuft quer über die hintere Wand der Gelenkkapsel" (Hyrtl). A: Rollhügelgrube.
38. **Innerer schräger Bauch=M** = Obliquus internus. U: Mittellinie des Darmbeinkammes, äußere Hälfte des Leistenbandes (* 6), tieferes (vorderes) Blatt der sehnigen Scheide der langen Rückenstrecker (Fascia lumbo-dorsalis). A: Der obere Teil an den drei untersten Rippen; der mittlere u. untere Teil m. einer Sehnenplatte, die sich in zwei Blätter spaltet u. zwischen diese als Scheide den Rectus (22) aufnimmt, an die weiße Linie (94).
39. **Kamm=M** = Pectineus. U: Ganze Länge des Schambeinkammes. A: Leiste des kleinen Trochanter.
40. **Kappen=** (Cucullaris-)M, heute zumeist **Trapez=M** = Trapezius genannt. U: Hinterhaupt, Nackenband, Spitzen der Dornfortsätze des 7. Halswirbels u. aller Brustwirbel. A: Äußeres Drittel des Schlüsselbeins, Schulterhöhe u. Schulterblattgräte in ihrer ganzen Länge (die unteren Bündel nur an die innere Hälfte der Gräte).
41. **Kleiner Armstrecker.** Gleichbedeutend mit 19.
42. **Kleiner Brust=M** = Pectoralis minor. U: Mit 3 (4) Zacken von der 3. (2.)—5. Rippe u. deren Knorpel. A: Rabenschnabelfortsatz.
43. **Kleiner Gesäß=M** = Glutaeus minimus. U: Äußere Darmbeinfläche. A: Innere Fläche der Spitze des Trochanter major.
44. **Kleiner runder M** = Teres minor. U: Oberer Teil des äußeren Schulterblattrandes. A: Großer Oberarmhöcker.
45. **Knie=(Unterschenkel=)Beuger.** * 96, 29, 30, 46, 78, 76; außerdem bei feststehendem Fuß 97, z. B. beim Niedersitzen.
46. **Kniekehlen=M** = Popliteus. U: Äußerer Gelenkknorren des Oberschenkels. A: Hintere Fläche des oberen Schienbeinrandes. Er ist hauptsächlich Kapselspanner.
47. **Knie=(Unterschenkel=) Strecker:** * 91 u. 23, 81.
48. **Kopfhalter** (Kopfnicker) = Sternocleidomastoideus. U: Handgriff des Brust= u. innerer Teil des Schlüsselbeines. A: Außenfläche des Warzenfortsatzes u. obere Nackenlinie des Schädels.

49. **Kurzer Anzieher** = Adductor brevis. U: Absteigender Schambein=
ast. A: Innere Lefze der rauhen Linie, über dem langen Anzieher,
bis an den kleinen Trochanter hinauf.
50. **Kurzer radialer Handstrecker**, auch kurzer Speichenstrecker. * 32.
51. **Kurzer (u. langer) vorderer Kopf=(hals=)M** = Rectus capitis
anterior minor et major. Von der vorderen Fläche der oberen Hals=
wirbel schräg aufwärts zum vordern Umfange des Hinterhaupt=
loches. W: Vorbeugung des Kopfes, also Herabziehung des Kinns.
52. **Kurzer Wadenbein=M** = Peronaeus brevis. U: Untere zwei
Drittel des Wadenbeins bis zum äußeren Knöchel, bedeckt vom
langen (61). A: Am Fortsatz des 5. Mittelfußknochens. W: Hebung
des äußeren Fußrandes.
53. **Langer Anzieher** = Adductor longus. U: Inneres Ende des
Schambeines, nahe unter dessen Höcker. A: Mittleres Drittel der
Lefze der rauhen Linie.
54. **Langer Hals=M** = Longus colli. Mit drei Bündeln dem Halsteil
der Wirbelsäule aufliegend. W: Beugung der Wirbelsäule.
55. **Langer gemeinsamer Zehenbeuger.** U: Schiefe Linie und mittleres
Drittel des hinteren Schienbeins. A: An den Nagelgliedern der Zehen.
56. **Langer gemeinsamer Zehenstrecker** = Extensor digitorum communis longus. U: Äußerer Schienbeinknorren und Vorderkante des
Wadenbeins. A: Mit 4 Sehnenzipfeln an den beiden letzten Gliedern
der 2.—5. Zehe. W: Hebung des äußeren Fußrandes.
57. **Langer Großzehenbeuger** = Flexor hallucis longus. U: Zwei untere
Drittel des hinteren Wadenbeins. A: Nagelglied der großen Zehe.
58. **Langer Großzehenstrecker** = Extensor hallucis longus. U: Innere
Seite des Wadenbeines und Zwischenknochenband. A: Basis des
Nagelgliedes der großen Zehe.
59. **Langer Kopf des Triceps**, d. i. des dreiköpfigen Armstreckers =
Caput longum musculi tricipitis. * 15. Durch diesen ist der M auch
Anzieher des Armes, Herabzieher des gehobenen Armes, Schützer
des Gelenks bei heftigem Zug am Arm, in geringem Grade auch
Strecker des Schultergelenks.
60. **Langer radialer Handstrecker**, auch langer Speichenstrecker. * 32.
61. **Langer Wadenbein=M** = Peronaeus longus. U: Wadenbein=
köpfchen, oberes Drittel des äußeren Wadenbeins u. Sehnen=
scheidewände der benachbarten Mn. A: Basis des ersten Mittelfuß=
knochens. W: Streckung des Fußes.
62. **Lendendarmbein=M** = Iliopsoas. U: aus zwei Mn: a) dem
großen Lenden=M = Psoas major: Seitenflächen u. Querfortsätze
des letzten Brustwirbels u. der vier oberen Lendenwirbel u. deren

Zwischenscheiben; b) dem **inneren Darmbein-M** = Iliacus internus: Ganze innere Fläche der Darmbeinschaufel. A: Mit gemeinsamer Sehne am kleinen Trochanter, den sie nach oben u. vorn ziehen.

63. **Mittlerer Gesäß-M** = Gluteus medius. U: Äußere Darmbeingrube, vordere zwei Drittel des Darmbeinkammes u. dessen vorderer Stachel. A: Außenseite des großen Trochanter.

64. **Nacken-Mn.** In der I. (tiefsten) Schicht: a) die kurzen Mn der Wirbelsäule (* 74 I); b) **die kurzen Kopfmuskeln**, und zwar die **geraden** (der kleine, der große, der seitliche) u. die **schrägen** (der obere u. untere). Sie verbinden das Hinterhauptbein mit dem 1. u. 2. Halswirbel u. diese unter sich u. bewirken Rückbeugung des Kopfes und Drehen des Atlas samt Schädel. II. Schicht: Kopf- u. Halsteile der langen Rücken-Mn (* 74 II u. III.), 87 u. 28. III. Schicht: * 71, 80, 70 u. hinterer oberer Säge-M (* 74 V). IV. (oberste) Schicht: * 40.

65. **Oberarmspeichen-M** = Brachioradialis. U: Außenrand des Oberarmbeines. A: Griffelfortsatz der Speiche. W: * 3, 9b u. 18.

66. **Obergräten-M** = Supraspinatus. U: Obergrätengrube (hier vom Kappen-M bedeckt). A: Unter dem Akromion hin zu oberst am großen Oberarmhöcker.

67. **Pronatoren** = die Einwärtsdreher der Speiche. * 18.

68. **Quermuskel des Bauches** = Transversus abdominis, der tiefste der Bauch-Mn. U: Innenfläche der 6 unteren Rippenknorpel, tiefes Blatt der Lendenrückenbinde, innere Lefze des Darmbeinkammes und äußere Hälfte des Leistenbandes. A: In einer bogenförmigen Linie (Linea semilunaris) vorn übergehend in seine Sehnenplatte, die, durch einen Querschnitt geteilt, **oben** die hintere, **unten** die vordere Wand der Rectusscheide verstärkt und in der weißen Linie endet.

69. **Rabenarm-M** = Coracobrachialis. U: Spitze des Rabenschnabelfortsatzes, zusammen m. dem kurzen Kopf des Biceps. A: Mittleres Drittel der inneren Fläche des Oberarmbeines.

70. **Rauten-M** = Rhomboides. U: Am unteren Nackenband von den Dornen des 6. u. 7. Halswirbels u. der 1.—4. (5.) Brustwirbel. A: Innerer Schulterblattrand (unterhalb der Gräte).

71. **Riemen- (oder Bausch-)M** = Splenius. L: Unter dem Halsteil des Kappen-M, an seinem U. bedeckt vom Rauten- u. oberen Säge-M. U: Nackenband (vom 3.—7. Halsdorn), 7. Hals-, 1.—5. (6.) Brustdorn. A: a) Warzenfortsatz, äußerer Teil der oberen Nackenlinie: Kopfteil = Sp. capitis; b) an den hinteren Höckerchen der Querfortsätze des 1.—3. Halswirbels: Halsteil = Sp. cervicis.

72. **Rippenhalter** (auch Treppen-Mn) = Scaleni. L: Seitlich der Hals-

Anhang: 73—76

wirbelsäule, von Querfortsätzen an die 1. u. 2. Rippe; a) der **vordere** R. = Scalenus anterior vom 3.—6. Halswirbel an die obere Fläche der ersten Rippe; b) der **mittlere** = Sc. medius, von allen 7 Halswirbel an den oberen Rand u. die äußere Fläche der 1. Rippe; c) der **hintere** = Sc. posterior, von den hinteren Höckern der Querfortsätze des 5.—7. Halswirbels an die 2. Rippe.

73. **Rippenheber** = Levatores costarum. L: An jeder Seite der Wirbelsäule zwölf. U: Von den Spitzen der Querfortsätze des 7. Halswirbels u. der 11 oberen Brustwirbel. A: m. fächerförmiger Ausbreitung abwärts an die Außenfläche der nächst-unteren Rippen, auch eine überspringend. (* 74 h)

74. **Rücken-Mn** = Mm dorsi, besonders **Rückenstrecker** = Erector trunci. Von den Mn folgender Tabelle kommen die unter V genannten hinteren Säge-Mn gymnastisch nur als **Hilfsatem-Mn** in Betracht, als wichtigste **Rückenstrecker** aber die Gruppe III u. IV; deren genauere Kenntnis sich der Lernende zu allererst aneignen muß.

I. a)—e) Kurze Kopf-Mn = Mm occipito vertebrales (64)
f) Zwischendorn-Mn = Interspinales
g) Querfortsatz-M = Intertransversarii
h) Rippenheber = Levatores costarum (73)

II. i) Wirbeldreher = Rotatores
k) Vielgespaltener M = Multifidus (87)
l) Halbdorn-M = Semispinalis (28)

III. m) Dorn-M = Spinalis

IV. Allgem. Rückenstrecker = Sacrospinalis
n) Lang-M = Longissimus

o) Darmbeinrippen-M = Ilio costalis

V. p) Riemen-M = Splenius (71)
q) Oberer Säge-M = Serratus superior
r) Unterer Säge-M = Serratus inferior

VI. Extremitäten-(Schulter-)Mn
s) Schulterblattheber = Levator scapulae (80)
t) Rauten-M = Rhomboides (70)
u) Breiter-Rücken-M = Latissimus dorsi (13)
v) Kappen-M = Trapezius (40)

(Nach Kopsch u. Braus.)

75. **Säge-M (Vorderer)** = Serratus anterior. U: 9 Zacken von 1.—9. Rippe. L: Umgreift die Seitenwand des Thorax nach hinten. A: Ganzer innerer Rand des Schulterblatts.

76. **Schlanker-M** = Gracilis. U: Nahe der Schamfuge vom Schambein. A: Seine lange Sehne windet sich, hinter u. unter der des Sartorius,

um die inneren Gelenkhöcker des Schenkel= u. Schienbeines nach vorn u. setzt an der inneren Fläche u. vorderen Kante des Schienbeines an.
77. **Schlüsselbein=M** = Subclavius. U: Untere Seite des Schlüsselbeins. A: Oberes Ende des ersten Rippenknorpels.
78. **Schneider=M** = Sartorius. U: Vorderer oberer Darmbeinstachel. L: Zieht als schmaler aber längster M schräg über die Vorderseite des Oberschenkels. A: Obere innere Schienbeinfläche.
79. **Schollen=M** = Soleus. U: Hinterer Umfang des Wadenbein=köpfchens, obere Hälfte des Wadenbeins u. der hinteren Kante des Schienbeins. A: Mit der Achillessehne am Fersenbein.
80. **Schulterblattheber** = Levator scapulae. U: Querfortsätze des 1.—4. Halswirbels. A: Oberer innerer Schulterblattwinkel.
81. **Spanner der Schenkelbinde** = Tensor fasciae latae. U: Darmbein=kamm, außen vom vorderen oberen Darmbeinstachel. A: Die Muskel=binde des Oberschenkels (Fascia lata).
82. **Streckdrehmuskeln** = Halbdorn=Mn * 28.
83. **Supinatoren** = Auswärtsdreher der Speiche * 9.
84. **Trapez=M** = Kappen=M * 40.
85. **Untergräten=M** = Infraspinatus. U: Untergrätenmuskel. L: Zum Teil vom Delta=M bedeckt, zieht er über die hintere Seite des Schultergelenks nach aufwärts. A: Großer Oberarmhöcker.
86. **Unterschulterblatt=M** = Subscapularis. L: Unter der vorderen Schulterblattfläche, von dem großen Säge=M durch die Schulter=blattfascie getrennt. U: Sehnig von den erhabenen Leisten der unteren Schulterblattfläche, fleischig von den dazwischen liegenden Feldern. A: Kleiner Oberarmhöcker.
87. **Vielgespaltener M** = Multifidus. U: Mit zahlreichen Bündeln von der hinteren Fläche des Kreuzbeines, den Höckern der Gelenk= u. Querfortsätze der Lendenwirbel, den Querfortsätzen der Brust=wirbel u. den Gelenkfortsätzen des 7.—4. Halswirbels. A dieser M=bündel von jedem Ursprungspunkt teils an den nächst darüber=liegenden Dornfortsatz, teils zum zweiten, auch dritten oberen Dorn (bis zum 2. Halswirbel hinauf) schräg aufsteigend (Hyrtl).
88. **Viereckiger Hüft=(Schenkel=)M** = Quadratus femoris. U: Sitz=knorren. A: Trochanterleiste (Crista intertrochanterica).
89. **Viereckiger Lenden=M** = Quadratus lumborum. L: Hintere Bauch=wand. U: Hinterer Darmbeinkamm. A: Mit sehnigen Zacken an den Querfortsätzen des 1.—4. Lendenwirbels u. m. breiter Sehne am unteren Rande der 12. Rippe.
90. **Viereckiger Speichendreher** = Pronator quadratus (* 18a). U:

Innere u. hintere Fläche am unteren Rande der Ulna, dieses Ende umgreifend. A: Unteres Ende der inneren Fläche des Radius.

91. **Vierköpfiger Schenkelstrecker** = Quadriceps femoris. U: Mit drei Köpfen am Schenkel = Mm vasti genannt. a) der innere (Vastus medialis) vom unteren Teil der Linea intertrochanterica u. von der inneren rauhen Linie; b) der äußere (V. lateralis); c) der mittlere (V. intermedius) von der Vorderfläche des Femur. U des vierten (langen) Kopfes vom vorderen unteren Darmbeinstachel = Rectus (* 23). A: Mit gemeinsamer Sehne am Schienbeinhöcker.

92. **Vorderer Schienbein=M** = Tibialis anterior. U: Seitliche obere Fläche des Schienbeins u. Zwischenknochenband. A: Erstes Keilbein u. erster Mittelfußknochen. W: Hebt Fußspitze u. inneren Fußrand.

93. **Waden=Mn.** L: Hinterseite des Unterschenkels: I. a) **Schollen=M** * 79. b) **langer Waden=M** = Plantaris, über dem Kniekehlen=M (* 46); U: Oberschenkel, oberhalb des äußeren Gelenkknorrens. A: Einwärts u. abwärts m. langer Sehne (dem vorigen M auf=liegend) an die innere Seite der Achillessehne übergehend; verhält sich zu den anderen W.-Mn „wie ein Zwirnfaden zu einem Ankertau" (Hyrtl); c) **der zweiköpfige W.=M** (* 97). II. Darunter als tiefe Schicht, gleichfalls den Fuß streckend: * 33, 55 u. 57.

94. **Weiße Linie** = Linea alba. Der fibröse Strang, der die Bauch=Mn der linken u. rechten Seite trennt, „das Rendez=vous der Aponeu=rosen der breiten Bauch=Mn" (Hyrtl).

95. **Zweiköpfiger Armbeuger** = Biceps brachii. U: Kurzer Kopf am Rabenschnabelfortsatz, langer Kopf innerhalb der Gelenkkapsel am oberen Rand der Schulterblatt=Gelenkpfanne. A: Mit einer starken rundlichen Sehne in der Tiefe der Ellenbogengrube an den Höcker der Speiche, m. einer nach innen ziehenden aponeurotischen Abzweigung an die Vorderarm=Muskelbinde (* 9c).

96. **Zweiköpfiger (Unter=)Schenkelbeuger** = Biceps femoris. L: An der äußeren Rückseite des Oberschenkels. U: der kurze Kopf am mittleren Drittel der äußeren Lefze der rauhen Linie; der lange Kopf am Sitzknorren. Die gemeinsame Endsehne zieht über das äußere Seitenband des Knies. A: Wadenbeinköpfchen.

97. **Zweiköpfiger Waden=M** = Gastrocnemius. U: Mit zwei Köpfen (daher auch Zwillings=M) über den beiden Gelenkknorren des Ober=schenkels. A: die gemeinsame Sehne vereinigt sich m. der des Soleus (79) u. Plantaris (93b) zur Achillessehne, die am hinteren Ende des Fersenbeines (Calcaneus) ansetzt. (Vereint mit Soleus auch **dreiköpfiger Waden=M** = Triceps surae genannt.)

98. **Zwerchfell** = Diaphragma. Die Kuppel dieses Muskels trennt

Brust- u. Bauchhöhle voneinander. Seine gewölbte Mitte (centrum tendineum) bildet den Ansatz für die von der Peripherie hier zusammenlaufenden Muskelfasern und läßt die untere Hohlvene (Vena cava) durchtreten. U: a) m. dem Lendenteil vom 3.—1. Lendenwirbel, durch einen Schlitz die Aorta nebst dem Milchbrustgang, durch einen zweiten die Speiseröhre hindurchlassend; b) mit dem **Rippenteil** von der Innenfläche der 6 unteren Rippenpaare; c) unbedeutend als **Brustbeinteil** von dessen Schwertfortsatz.

99. **Zwillingshüft-Mn** = Mm gemelli, sind kleine Mn, von denen der eine (Gemellus superior) vom Sitzbeinstachel entspringt und den Obturator internus (37) **oben**, der andere (G. inferior), vom Sitzknorren her, jenen M **unten** auf seinem queren Wege begleitet, beide sich mit dessen Sehne vereinigend.

100. **Zwischenrippen-M** = Intercostales a) die **äußeren** = Mm intercostales externi. Von der äußeren Lefze des unteren Rippenrandes an den oberen Rand der darunterliegenden Rippe, die Fasern von oben hinten nach unten vorn verlaufend. Sie füllen den Rippenzwischenraum von hinten her bis zum Beginn der Rippenknorpel; b) die **inneren:** Mm interc. interni haften an den innern Seiten der Rippen; ihr Faserverlauf, dem der vorigen entgegengesetzt, geht von oben vorn nach unten hinten; sie liegen auch zwischen den Knorpeln, hinten nur bis an die Rippenwinkel. W: Die **inneren** Mn senken die Rippen, soweit sie zwischen diesen liegen; ihre zwischen den Knorpeln liegenden Portionen und die **äußeren** Mn **heben** die Rippen. Am besten wird diese Wirkung veranschaulicht durch das **Bayle-Hambergersche** Rippenschema. (Vgl. **Straßer**, Lehrbuch der Muskel- u. Gelenkmechanik, Bd. II. u. **Rudolf Fick**, Handbuch der Anatomie u. Mechanik der Gelenke, Bd. III.)

Anmerkung. Eine Erklärung der wissenschaftlichen Bezeichnungen wird am besten gesucht in dem Buche: „Die **anatomischen Namen, ihre Ableitung und Aussprache**" von Prof. Dr. **Hermann Triepel** (Verlag von J. H. Bergmann, München und Wiesbaden).

Die Leibesübungen
Ihre biologisch-anatomischen Grundlagen, Physiologie und Hygiene sowie: Erste Hilfe bei Unfällen

Lehrbuch der medizinischen Hilfswissenschaften und der Bewegungslehre der Leibesübungen für Turn- und Sportlehrer(innen), Turner und Sportsleute, Ärzte, Lehrer u. Studierende, für das Studium an den Hochschulen für Leibesübungen u. an pädagogischen Akademien.

Von Med.-Rat Prof. Dr. J. Müller
4. Aufl. Mit 534 Abbildungen und 25 Tafeln im Text. Geheftet RM 18.—, gebunden RM 20.—

„Mir erscheint es weit mehr als ein trockenes Lehrbuch: es ist Wegweiser, Freund, treuester und zuverlässigster Berater in all den Fragen, die jeder, der sich mit Leibesübungen berufsmäßig oder auch aus bloßer Freude abgibt, früher oder später gerne beantwortet haben möchte. Wir erfahren in feiner, durch ausgezeichnete Bilder wirksam unterstützter Darstellung, wie es um unseren Körper bestellt ist. Neben dem Körpergerüst werden zuerst die tiefen, dann die oberflächlichen Muskeln beschrieben, so daß der Gesamtkörper gewissermaßen wie ein Bauwerk vor den Augen des Lesers entsteht. Alles ist so kurz und klar und faßlich gegeben, daß auch der Laie, für den ja vom medizinischen Standpunkt aus das Buch geschrieben ist, das Gebotene sofort versteht." **(Deutsche Turnzeitung.)**

Grundgymnastik
Von Niels Buth. Auf deutsch herausgegeben v. Lehrerin A. Sievers
6. Aufl. Mit 200 Übungsbildern. Kart. RM 3.—

„Man macht sich keinen Begriff von der Art und Weise, wie dieser Meister der Gymnastik seine Schüler und Schülerinnen in kurzer Zeit zu staunenswert kräftigen, ausdauernden und gewandten Menschen heranzieht. Für unser deutsches Turnen bringt Buths Gymnastik so viele fruchtbringende Anregungen, die kennen zu lernen das ausgezeichnete Büchlein mit seinen vielen, guten Bildern und ausführlichen Darstellungen trefflich Gelegenheit bietet. Kein fortschrittlicher Turnlehrer und Turnwart darf an diesem Werkchen vorübergehen. **(Der Bayerische Turner.)**

Anleitung für den Gymnastikunterricht in den Schulen
Von Lucie Sckerl
Dipl.-Lehrerin für rhythmische Gymnastik, Berlin.

2. Aufl. Mit über 150 Übungen, 80 Zeichnungen und 15 ganzseitigen Bildern. Kart. RM 2.80

„Es fehlte an einem einfachen, leicht verständlichen Lehrgang ohne Systemschablonen. Lucie Sckerl bringt diesen Lehrgang in übersichtlicher Form und hilft damit einem Bedürfnis ab. Einfache Bilder unterstützen das Verständnis vortrefflich, auch die falschen Stellungen sind markant hervorgehoben. Wir empfehlen das Büchlein sehr warm." **(Leipziger Turn- u. Sportzeitung.)**

Verlag von B. G. Teubner in Leipzig und Berlin
Knudsen, Gymnastik. 2. Aufl.

Von Turninspektor K. Möller erschienen:

Der Vorturner
Hilfsbuch für deutsches Gerätturnen in Vereinen, Oberklassen und Berufsschulen, sowie auf Volkshochschulen
6. Aufl. Mit 140 Abbildungen und 175 Übungsabschnitten.
Kart. RM 4.20

„Jeder Vorturner sollte das Buch besitzen, um daraus jeden Tag von neuem Belehrung schöpfen zu können, und selbst der erfahrene Turnlehrer dürfte dankbar für die ausgezeichneten Ratschläge sein." (Schweizerische Lehrerzeitung.)

„Denkfreudigen Vorturnern bietet der Verfasser ein Schatzkästlein, in dem fertig viel geprägtes Gold turnerischer Wahrheit aufgezeichnet liegt, in dem aber auch viel Goldkörner zerstreut liegen, die erst gesammelt und in eigener Denkarbeit ausgeprägt werden sollen." (Deutsche Turnzeitung.)

Keulenschwingen in Schule, Verein und Haus
Eine Einführung für alle Freunde gesunder und kunstvoller Leibesübung
5. Auflage. Mit 52 Abbildungen. Kart. RM 2.60

„Wer einen sicheren Führer in das Gebiet des Keulenschwingens braucht, der nehme dies Buch zur Hand. Es bietet ihm in klarer und anschaulicher Weise bei fleißigem Studium alles, was ihn befähigt, selbst ein gewandter Keulenschwinger zu werden oder in erfolgreicher Weise als Lehrer auf diesem Gebiet wirken zu können." (Hamburgische Schulzeitung.)

„Das Buch gehört zu dem Besten, was im Dienste des Strebens nach echter körperlicher Kultur in den letzten Jahren geschrieben worden ist."
(Österreichische Turnschule.)

Atmung und Haltung
Zehnminutenturnen in Schule und Haus
5. Aufl. Mit 1 Titelbild, 85 Bildern im Text und 67 Tafelfiguren.
Kart. RM 2.60

„... Daher sollte überall durch das tägliche Turnen, das Zehnminutenturnen, auf die Atmung und Haltung der Jugend eingewirkt werden, wie es K. Möller in der 5. Auflage seines Werkes in vortrefflicher Weise zeigt. Zum Segen unserer Jugend und unseres Volkes sollte es in allen Schulen eingeführt werden."
(Pädagogische Warte.)

Volkstümliche Übungen, Leichtathletik
Ein Lehrgang ihrer Technik für Schule und Verein
Von Kreisturnwart C. Loges
Mit zahlreichen Federzeichnungen von G. Mink und anderen Abbildungen. Beilagen: Je ein Plan für Klassenziele und zur Feststellung der Zensur für Knaben und Mädchen. 3., verb. Aufl.
Kart. RM 2.80

„Das Buch gibt uns über volkstümliche Übungen für das Schul- u. Vereinsturnen das erste Lehrbuch, das auf der Höhe der Zeit steht. Bei allen Lehrgängen u. Turntagen in Kreis, Gau u. Verband muß mit u. nach dem Buch gearbeitet werden. Jeder Vereinsvorturner u. Turnlehrer muß es besitzen." (Turnbl. d. Niedersachsen u. Friesen.)

Verlag von B. G. Teubner in Leipzig und Berlin

Turnen. Von Prof. F. Eckardt. (ANuG 583.) Geb. RM 2.—
„Für den Kenner der Sache eine feine Zusammenfassung und Übersicht alles Wissenswerten, für den Nichtkenner eine Einführung, wie er sie fesselnder sich kaum wünschen kann." [Die deutsche Schule.]

Stoffverteilungsplan der Leibesübungen nach neuzeitlichen Gesichtspunkten für die männl. Jugend in Schule u. Verein. Von Turnl. W. Hinnerks und Turnl. M. Puschert. 2., erw. Aufl. Kart. RM 1.20
„Im übrigen ist zu betonen, daß die ganz neuartige Stoffverteilung in trefflicher Weise den Wachstumsbedürfnissen wie der physiologischen Leistungsfähigkeit der einzelnen Altersstufen Rechnung trägt. Diesem neuen Stoffverteilungsplan kann ich nur ernsteste Beachtung und weite Verbreitung wünschen." [Zeitschr. f. Schulgesundheitspflege.]

Turnen und Spiel in der preußischen Volksschule. Hilfsbuch für die Erteil. zeitgem. Turnunterr. a. d. Grundlage d. amtl. Leitfadens u. der „Anleit. f. d. Knabenturnen in d. Volksschule ohne Turnhalle" unt. bes. Berücks. einfach. u. ländl. Verhältn. v. Dir. E. Strohmeyer, früh. Turninsp. 3. Aufl. Mit 276 Bildern. Kart. RM 3.40
„Das Buch ist vorzüglich ausgestattet. Hervorzuheben sind die zahlreichen guten Abbildungen und vorzüglichen Momentaufnahmen." (Die Mittelschule.)

Handbuch für das Frauenturnen. Von Dr. E. Neuendorff, Direktor der Preuß. Hochschule für Leibesübungen in Spandau. 4. Aufl. Mit 99 Abb. im Text. Kart. RM 3.80
„Die kurzen, klaren Beschreibungen der Übungen, die praktischen Winke zu sachgemäßer, gesundheitsfördernder Ausführung lassen überall den erfahrenen Turnlehrer erkennen." [Hannoversche Schulztg.]

Die volkstümlichen Übungen im Turnen der Frauen und Mädchen. Von Direktor E. Strohmeyer, früherer Turninsp. Mit 1 Titelbild und 101 Abb. im Text. 2. Aufl. Kart. RM 1.80
„Das vorliegende Büchlein ist meisterhaft abgefaßt: es enthält allgemeine Grundsätze, Regeln für den Betrieb und besondere Anweisungen für die einzelnen Übungen. Möge man dem Verfasser folgen; er führt zu einem Ziele, das alle Freunde unseres weiblichen Geschlechts erstreben sollten!" (Preuß. Lehrerztg.)

Turnen und Spiel in der Mädchenschule. Für 8 Schuljahre bearb. v. Turninsp. Fr. Winter. 2., verb. Aufl. M. 157 Abb. RM 4.80
„Das Buch ist eine ausgezeichnete, wertvolle Bereicherung der Turnliteratur und gibt uns einen Weg zu einer für jede Altersstufe anregenden und erfolgreichen Körperschulung." (Die Lehrerin.)

Handbuch der Bewegungsspiele für Mädchen. Von Turninspektor A. Hermann. 8. Aufl. bearbeitet von Turninspektor F. Schroeder. Mit 71 Abbildungen. Kart. RM 2.80
„Unter allen Spielbüchern für die weibliche Jugend halte ich das vorliegende für das beste. Vorzüge sind: eine scharf gesichtete Auswahl, klare bestimmte Beschreibungen, kurze, sichere Anweisungen für den Spielbetrieb, notwendige Angaben über Spielgeräte u. a. m." (Hamb. Schulztg.)

Verlag von B. G. Teubner in Leipzig und Berlin

Rechtsfragen aus dem Gebiete der Leibesübungen und der Jugendpflege. Von Prof. Dr. R. Weyl. Kart. *RM* 1.40

Das Klappsche Kriechverfahren. Eine Rumpfgymnastik zur Bekämpfung von Rückgratsverkrümmungen und Brustkorbverbildungen. Leitfaden in Wort u. Bild für den Turnunterricht in d. orthopäd. Klinik, im orthopäd. Schulturnen samt Anregungen f. d. Rumpfgymnastik im Schulturnen. Von Gertr. Schulz, Turnlehrerin am Lyzeum 3. Blankenese. 3., verb. Aufl. Mit 46 Abb. Kart. *RM* 2.80

„Für alle die, die sich mit der Klappschen Methode befassen, ist der Besitz und das Studium des Buches unentbehrlich. Alles in allem genommen kann es wohl als die zur Zeit beste Darstellung dieses Verfahrens in jeder Hinsicht gut empfohlen werden." (Zeitschrift f. d. ges. physikal. Therapie.)

Die Klappschen Kriechübungen. Ein methodischer Leitfaden für die Schule. V. H. Lochmüller, orthop. Turnlehrerin a. d. Preuß. Hochschule f. Leibesüb. i. Spandau. 2. Aufl. M. 37 Abb. Kart. *RM* 2.—

Das Buch will die Klappschen Kriechübungen für das orthopädische Schulturnen, das streng von dem orthopädischen Turnen zur Behandlung von ausgesprochenen Rückgratsverkrümmungen zu trennen ist, nutzbar machen, indem es sie in methodisch unterrichtlicher Ordnung darbietet.

Leitfaden für das orthopädische Schulturnen. Von Turnlehrer W. Hinnerks und Turnlehrer M. Puschert. Mit 33 Bildern im Text. Kart. *RM* 2.80

Die Verfasser haben, ohne auf einem bestimmten System zu fußen, auf Grund langjähriger Praxis in übersichtlicher Weise die Übungen zusammengestellt, die geeignet sind, die Rumpfmuskulatur körperlich schwacher Schulkinder zu kräftigen, um Haltungsfehler zu beseitigen und den daraus erwachsenden Schädigungen vorzubeugen. Die beigegebenen Bilder aus dem orthopädischen Turnbetriebe sind aufs beste zur Veranschaulichung des Wortes geeignet.

Kinderturnen. Anregungen zur körperlichen Erziehung der Kinder vor d. Schuleintritt für Eltern, Erzieher und alle Freunde einer gesunden u. frischen Jugend von Prof. Dr. H. v. Baeyer u. Studienprofessor Fr. Winter. 4. Aufl. Mit 62 Abb. Kart. *RM* 1.60

„Das Büchlein enthält nicht nur sehr gute Anweisungen für die leibliche Erziehung, es verrät auch eine feine Kenntnis der kindlichen Seele. Es bietet nicht nur Eltern, sondern auch jedem Erzieher gute Anregungen, nimmt auf das Schulleben Bezug, und die Übungen reizen zum Versuch." (Pädagogische Blätter.)

Das Buch vom Tennis. Von O. Kreuzer. Bearbeitet unter Mitwirkung von Dr. R. Gros. Mit einem Geleitwort von Dr. O. Froitzheim und einem Beitrag „Von unseres Sportes Werdegang" von Dr. H. O. Simon. 2. Aufl. Mit 33 Abb. auf Kunstdruckpapier. In Ganzleinen (Taschenband) *RM* 6.—

Tanzspiele. Singtänze, Reigen, Volkstänze. Leicht sangbare Melodien und originelle Tanzformen zeichnen diese Spiele und Tänze aus, die gesunde und fröhliche Bewegung in frischer Luft und Erholung von geistiger und körperlicher Arbeit bieten. Im Turnunterricht in den Schulen ersetzen sie den nüchternen Reigen und tragen in den Jugenderinnerungen zur Erhöhung der fröhlichen Stimmung bei. Verzeichnis vom Verlag erhältlich.

Illustriertes Verzeichnis „Werke zur körperlichen Erziehung" umsonst und postfrei vom Verlag Leipzig, Poststr. 3 erhältlich.

Verlag von B. G. Teubner in Leipzig und Berlin

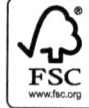

MIX
Papier aus verantwortungsvollen Quellen
Paper from responsible sources
FSC® C105338

If you have any concerns about our products,
you can contact us on
ProductSafety@springernature.com

In case Publisher is established outside the EU,
the EU authorized representative is:
**Springer Nature Customer Service Center GmbH
Europaplatz 3, 69115 Heidelberg, Germany**

Printed by Libri Plureos GmbH
in Hamburg, Germany